## Heft 14 Sinnesorgane 1

| | | |
|---|---|---|
| 1 | Schwingung, Wellen, Akustik | Physik, Physiologie |
| 2 | Hör- und Gleichgewichtsorgan | Anatomie, Histologie |
| 3 | Hörvorgang und Gleichgewichtssinn | Physiologie |
| 4 | Haut und Hautanhangsgebilde | Histologie |
| 5 | Somatoviszerale Sensorik | Physiologie |

## Heft 15 Sinnesorgane 2

| | | |
|---|---|---|
| 1 | Optik | Physik |
| 2 | Sehorgan | Anatomie, Histologie |
| 3 | Sehen | Physiologie |
| 4 | Chemische Sinne | Anatomie, Histologie, Physiologie |

## Heft 16 Lunge und Atmung

| | | |
|---|---|---|
| 1 | Entwicklung von Pleuraperikardhöhle, Herz und Schlundbogenarterien | Anatomie, Histologie |
| 2 | Anatomie der Atmungsorgane | Anatomie, Histologie |
| 3 | Mechanik des Kreislaufsystems | Physik |
| 4 | Atemung | Physiologie |
| 5 | Gasaustausch | Physiologie |

## Heft 17 Herz-Kreislauf-System

| | | |
|---|---|---|
| 1 | Aufbau des Herzens | Anatomie, Histologie |
| 2 | Nerven und Gefäße der Brusteingeweide | Anatomie |
| 3 | Physiologie des Herzens | Physiologie |
| 4 | Anatomie und Physiologie des Kreislaufsystems | Anatomie, Histologie, Physiologie |

## Heft 18 Blut und Immunsystem

| | | |
|---|---|---|
| 1 | Blut und Blutplasma | Histologie, Physiologie |
| 2 | Erythrozyten, Hämoglobin & Sauerstofftransport | Biochemie, Physiologie |
| 3 | Thrombozyten, Hämostase und Fibrinolyse | Histologie, Physiologie |
| 4 | Leukozyten und Immunsystem | Anatomie, Biochemie, Histologie, Physiologie |

## Heft 19 Gastrointestinaltrakt

| | | |
|---|---|---|
| 1 | Mundhöhle, Rachen, Speiseröhre | Anatomie, Histologie, Physiologie |
| 2 | Magen-Darm-Trakt | Anatomie, Physiologie |
| 3 | Organe des Magen-Darm-Kanals | Anatomie, Histologie, Physiologie |
| 4 | Leber, Gallenblase und Pankreas | Anatomie, Histologie, Physiologie |
| 5 | Blutgefäße, Lymphgefäße, vegetative Innervation | Anatomie |

## Heft 20 Verdauung & Abbau von Nährstoffen

| | | |
|---|---|---|
| 1 | Ökologie, Energie- und Wärmehaushalt | Biochemie, Biologie, Physiologie |
| 2 | Nahrungsaufnahme | Biochemie, Physiologie |
| 3 | Abbau der Kohlenhydrate | Biochemie |
| 4 | Fettsäureabbau und Ketonkörperstoffwechsel | Biochemie |
| 5 | Aminosäurestoffwechsel und Harnstoffzyklus | Biochemie |

## Heft 21 Energiestoffwechsel & Anabole Stoffwechselwege

| | | |
|---|---|---|
| 1 | Citratzyklus und Atmungskette | Biochemie |
| 2 | Gluconeogenese und Glykogenstoffwechsel | Biochemie |
| 3 | Lipidsynthese | Biochemie |
| 4 | Nukleotidstoffwechsel | Biochemie |
| 5 | Stoffwechsel der Leber | Biochemie |
| 6 | Fettgewebe | Biochemie |

## Heft 22 Harnorgane und Elektrolythaushalt

| | | |
|---|---|---|
| 1 | Harnorgane | Anatomie, Histologie |
| 2 | Nierenfunktion | Physiologie, Biochemie |
| 3 | Säure-Basen-Reaktionen | Chemie |
| 4 | Säure-Basen-Haushalt | Physiologie, Biochemie |
| 5 | Wasser- und Elektrolythaushalt | Physiologie, Biochemie |

## Heft 23 Endokrines System

| | | |
|---|---|---|
| 1 | Endokrines System | Biochemie, Histologie, Physiologie |
| 2 | Epiphyse | Histologie |
| 3 | Hypothalmus-Hypophysen-System | Biochemie, Histologie, Physiologie |
| 4 | Endokrines Pankreas | Biochemie, Histologie |
| 5 | Schilddrüse | Anatomie, Biochemie, Histologie, Physiologie |
| 6 | Nebenschilddrüsen | Anatomie, Biochemie, Histologie, Physiologie |
| 7 | Endokrine Funktionen der Niere | Physiologie, Biochemie |
| 8 | Nebenniere | Anatomie, Biochemie, Histologie, Physiologie |
| 9 | Diffuses neuroendokrines System (DNES) | Anatomie, Histologie |
| 10 | Gewebshormone | Biochemie, Physiologie |

## Heft 24 Geschlechtsorgane und Reproduktion

| | | |
|---|---|---|
| 1 | Entwicklung der Geschlechtsorgane | Anatomie |
| 2 | Weibliche Geschlechtsorgane | Anatomie, Histologie, Physiologie |
| 3 | Männliche Geschlechtsorgane | Anatomie, Histologie, Physiologie |
| 4 | Angewandte und topografische Anatomie | Anatomie |
| 5 | Blutgefäße, Lymphgefäße, vegetative Innervation | Anatomie |
| 6 | Sexualhormone | Biochemie, Physiologie |
| 7 | Sexualität und Reproduktion | Physiologie, Psych-Soz |
| 8 | Schwangerschaft und Geburt | Anatomie, Histologie, Physiologie |

## Heft 25 Medizinstudium: Lernen, Organisation, Physikum

| | |
|---|---|
| 1 | How To ... Vorklinik |
| 2 | How To ... Physikum |
| 3 | Lernpläne |
| 4 | Kreuzen |

AF799761

## Die Bände der Reihe „Vorklinik Finale“

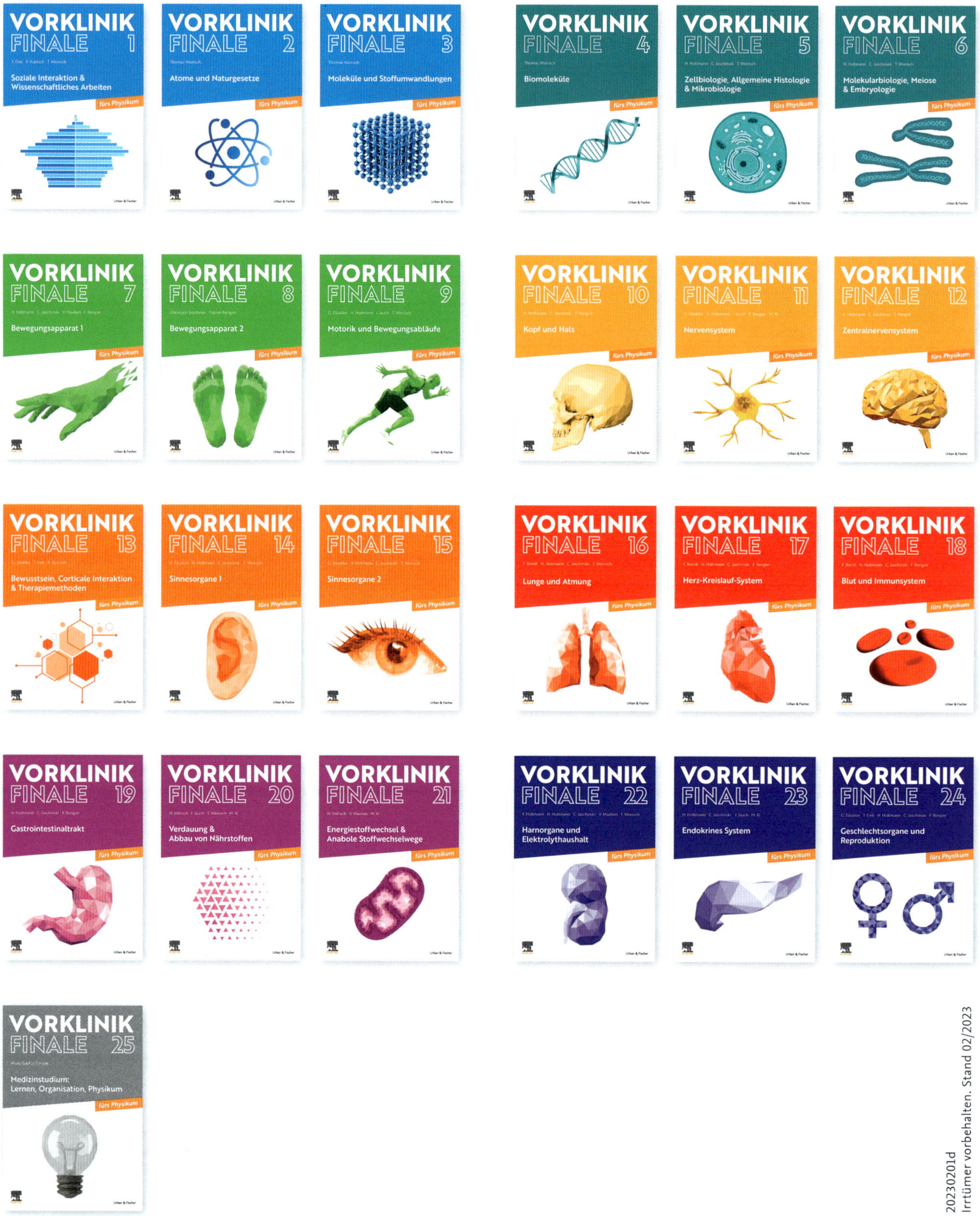


20230201d
Irrtümer vorbehalten. Stand 02/2023

Gregor Däubler, Henrik Holtmann, Christoph Jaschinski,
Thomas Wenisch

## Vorklinik Finale 15

# Sinnesorgane 2

1. Auflage

ELSEVIER

Elsevier GmbH, Bernhard-Wicki-Str. 5, 80636 München, Deutschland
Wir freuen uns über Ihr Feedback und Ihre Anregungen an kundendienst@elsevier.com

ISBN 978-3-437-44280-3
eISBN 978-3-437-06337-4

**Alle Rechte vorbehalten**
1. Auflage 2023
© Elsevier GmbH, Deutschland

**Wichtiger Hinweis**
Die medizinischen Wissenschaften unterliegen einem sehr schnellen Wissenszuwachs. Der stetige Wandel von Methoden, Wirkstoffen und Erkenntnissen ist allen an diesem Werk Beteiligten bewusst. Sowohl der Verlag als auch die Autorinnen und Autoren und alle, die an der Entstehung dieses Werkes beteiligt waren, haben große Sorgfalt darauf verwandt, dass die Angaben zu Methoden, Anweisungen, Produkten, Anwendungen oder Konzepten dem aktuellen Wissensstand zum Zeitpunkt der Fertigstellung des Werkes entsprechen.
Der Verlag kann jedoch keine Gewähr für Angaben zu Dosierung und Applikationsformen übernehmen. Es sollte stets eine unabhängige und sorgfältige Überprüfung von Diagnosen und Arzneimitteldosierungen sowie möglicher Kontraindikationen erfolgen. Jede Dosierung oder Applikation liegt in der Verantwortung der Anwenderin oder des Anwenders. Die Elsevier GmbH, die Autorinnen und Autoren und alle, die an der Entstehung des Werkes mitgewirkt haben, können keinerlei Haftung in Bezug auf jegliche Verletzung und/oder Schäden an Personen oder Eigentum, im Rahmen von Produkthaftung, Fahrlässigkeit oder anderweitig übernehmen.

**Für die Vollständigkeit und Auswahl der aufgeführten Medikamente übernimmt der Verlag keine Gewähr.**
Geschützte Warennamen (Warenzeichen) werden in der Regel besonders kenntlich gemacht (®). Aus dem Fehlen eines solchen Hinweises kann jedoch nicht automatisch geschlossen werden, dass es sich um einen freien Warennamen handelt.

**Bibliografische Information der Deutschen Nationalbibliothek**
Die Deutsche Nationalbibliothek verzeichnet diese Publikation in der Deutschen Nationalbibliografie; detaillierte bibliografische Daten sind im Internet über https://www.dnb.de abrufbar.

23 24 25 26 27 5 4 3 2 1

Für Copyright in Bezug auf das verwendete Bildmaterial siehe Abbildungsnachweis

Das Werk einschließlich aller seiner Teile ist urheberrechtlich geschützt. Jede Verwertung außerhalb der engen Grenzen des Urheberrechtsgesetzes ist ohne Zustimmung des Verlages unzulässig und strafbar. Das gilt insbesondere für Vervielfältigungen, Übersetzungen, Mikroverfilmungen und die Einspeicherung und Verarbeitung in elektronischen Systemen.

In ihren Veröffentlichungen verfolgt die Elsevier GmbH das Ziel, genderneutrale Formulierungen für Personengruppen zu verwenden. Um jedoch den Textfluss nicht zu stören sowie die gestalterische Freiheit nicht einzuschränken, wurden bisweilen Kompromisse eingegangen. Selbstverständlich sind **immer alle Geschlechter** gemeint.

Planung: Susanne Szczepanek
Projektmanagement: Elisabeth Märtz
Redaktion, Abbildungsmanagement: Heike Siebert/Michael Kraft, mimo-booxx|textwerk. – Büro für Verlagsdienstleistungen, Augsburg
„Jetzt bist du dran!"-Seiten: Sabrina Burdorf, Miriam Kirschhock, Merle Sophie Schenk
Rechteklärung: Ramona Mühlbauer, Lisa Neulinger
Herstellung: Hildegard Graf, Germering
Satz: abavo GmbH, Buchloe
Druck und Bindung: Drukarnia Dimograf Sp. z o. o., Bielsko-Biała/Polen
Umschlaggestaltung: SpieszDesign, Neu-Ulm
Titelfotografie: © Oomi – stock.adobe.com

Aktuelle Informationen finden Sie im Internet unter **www.elsevier.de**

# Herzlich willkommen bei Vorklinik Finale!

## Hier findest du alle Inhalte, die du für das Physikum brauchst!

Egal ob du am Beginn des Medizinstudiums stehst oder schon kurz vor dem Physikum, ob du in einem Regel- oder Reformstudiengang studierst – Vorklinik Finale unterstützt dich beim effizienten Lernen und Überblick gewinnen!

## Gliederung nach Organen:

Durch die Gliederung nach Organen bzw. Organsystemen stehen hier die Inhalte zusammen, die zusammengehören: Die Biochemie, Physiologie und Histologie der Muskeltypen – alles in einem Kapitel. Physik/Optik, Anatomie der Augen und Physiologie des Sehens – direkt aufeinander folgend. Das hat mehrere **Vorteile:**

- Zum einen wird viel deutlicher, warum du naturwissenschaftliche Grundlagen lernst.
- Zum anderen bereitet dich diese Darstellung optimal auf den klinischen Abschnitt und die ärztliche Tätigkeit vor.
- Und außerdem: Bei der Darstellung nach Fächern werden viele Inhalte doppelt dargestellt, damit die Inhalte einem logischen Aufbau folgen. Im Vorklinik Finale sind diese Inhalte bereits zusammengefasst, das erleichtert dir das Lernen! Selbstverständlich sind **alle** relevanten Inhalte der Fächer enthalten.

## Das steckt drin:

Vorklinik Finale erläutert dir von Heft 1 bis Heft 6 wichtige Grundlagen – diese lassen sich keinem Organsystem zuordnen, da musst du leider durch! – und führt dich von Heft 7 bis Heft 24 einmal durch alle Organsysteme. **Heft 25 gibt dir wertvolle Tipps zum Lernen im vorklinischen Abschnitt und zur Vorbereitung auf das Physikum.** Schau doch mal rein!

## Du kannst die Hefte auf unterschiedliche Art nutzen:

- Während des vorklinischen Abschnitts, um dir einen Überblick über den gesamten Lernstoff zu verschaffen und Inhalte einzuordnen.
- Während des vorklinischen Abschnitts, um schnell zu sehen, wie Inhalte aus den einzelnen Fächern bei einem bestimmten Organsystem zusammenkommen.
- Und natürlich zur Vorbereitung auf das Physikum.

## Alles drin und Überblick garantiert!

Ganz vorne und ganz hinten im Heft findest du jeweils eine Gesamtübersicht, einmal nach Organen und einmal nach Fächern.

**Wir wünschen dir viel Freude und Erfolg im Medizinstudium!**

# So nutzt du die Vorklinik-Finale-Hefte

## Navigation

Du siehst am Anfang jedes Kapitels und Teilkapitels, welche Fächer enthalten sind:

**Physik, Physiologie**

Wie bereits erwähnt, gibt es ganz vorne und ganz hinten im Heft jeweils eine **Gesamtübersicht,** einmal nach Organen und einmal nach Fächern.

## Diese Markierungen weisen auf wichtige Inhalte hin

**MERKE**
Hier erhältst du wichtige Tipps und Hinweise.

**KLINIK**
Hier findest du relevante klinische Inhalte.

**FOKUS**
Hier stehen klinische Inhalte aus dem Fokuserkrankungs-Netzwerk gemäß Entwurf des neuen NKLM. Sie wurden damit als besonders wichtig für den vorklinischen Abschnitt definiert, und wir empfehlen, sie besonders aufmerksam anzusehen!

Besonders prüfungsrelevante Inhalte sind gelb hinterlegt.

## Aktives Lernen und Überblick behalten

**CHECK-UP**
Am Ende jedes Teilkapitels stehen einige Verständnisfragen zum Selbstcheck. Das vermeidet ein „Gelesen, aber nicht gelernt".

**Jetzt bist du dran!**

**Überblick gewinnen**

Diese Kästen findest du am Ende jedes Teilkapitels. Sie erinnern dich daran, dass du dir die Inhalte kurz zusammenfasst, so dass du dir Schritt für Schritt Überblick verschaffst. Die Stichwörter werden am Ende des Kapitels weiterverwendet (siehe unten).

**Jetzt bist du dran!**

Am Ende jedes Kapitels haben wir dir diese Seite zur Bearbeitung vorbereitet. Sie schlägt dir verschiedene Aufgaben vor, wie du den Inhalt noch einmal aktiv wiederholen kannst.

**Zeichenaufgabe / Anregungen zur weiteren Wiederholung**

Studierende höherer Semester geben euch Tipps, wie ihr wichtige Inhalte aktiv zu Papier bringt. Ideal zum Wiederholen, allein und in Lerngruppen, auch zur mündlichen Vorbereitung.

**Überblick gewinnen**

Du hast ja bereits am Ende jedes Unterkapitels einige Stichwörter notiert. Hier kannst du daraus eine Mindmap oder Liste erstellen und damit aktiv Überblick gewinnen.

# Abbildungsnachweis

Der Verweis auf die jeweilige Abbildungsquelle befindet sich bei allen Abbildungen im Werk am Ende des Legendentextes in eckigen Klammern.

| | |
|---|---|
| **E1088** | Yanoff M, Sassani J. Ocular Pathology. Elsevier Imprint, 8. A. 2020 |
| **L106** | Henriette Rintelen, Velbert |
| **L107** | Michael Budowick, Atlanta, USA |
| **L141** | Stefan Elsberger, Planegg |
| **L232** | aPane, Simcock (engl. Original), Illustrators: Jane Fallow and Antbits |
| **L253** | Dr. Wolfgang Zettlmeier, Barbing |
| **O524** | Robin Dean, Jenni Miller, Mark Willey, Tim Loughhead |
| **R256** | Steinbrück I et al. Intensivkurs Anatomie. Elsevier/Urban & Fischer, 2008 |
| **S700** | Sobotta-Archiv aus Paulsen/Waschke. Sobotta Atlas der Anatomie. 25. A. 2022 © Elsevier GmbH |
| **S700-L275** | M. Hoffmann aus Paulsen/Waschke. Sobotta Atlas der Anatomie. 25. A. 2022 © Elsevier GmbH |
| **S018** | Sobotta: Histologie. Urban & Schwarzenberg, 5. A. 1997. |

# Fehler gefunden?

An unsere Inhalte haben wir sehr hohe Ansprüche. Trotz aller Sorgfalt kann es jedoch passieren, dass sich ein Fehler einschleicht oder fachlich-inhaltliche Aktualisierungen notwendig geworden sind. Sobald ein relevanter Fehler entdeckt wird, stellen wir eine Korrektur zur Verfügung. Mit diesem QR-Code gelingt der schnelle Zugriff.

https://else4.de/978-3-437-44280-3

Wir sind dankbar für jeden Hinweis, der uns hilft, dieses Werk zu verbessern. Bitte richten Sie Ihre Anregungen, Lob und Kritik an folgende E-Mail-Adresse: kundendienst@elsevier.com

# Inhaltsverzeichnis

KAPITEL

Physik

# 1 Optik

## 1.1 Elektromagnetische Wellen

Thomas Wenisch

Physik

### 1.1.1 Eigenschaften

Elektromagnetische Wellen breiten sich unabhängig von einem Leiter oder einem sonstigen Trägermedium als wechselnde elektrische und magnetische Felder frei im Raum aus.

- Elektromagnetische Wellen sind **Transversalwellen.**
- Die Richtungen des elektrischen und magnetischen Feldes stehen senkrecht zueinander und senkrecht zur Ausbreitungsrichtung der Welle (➤ Abb. 1.1).
- Elektromagnetische Wellen sind polarisierbar. Als Polarisationsrichtung wird die Richtung des elektrischen Feldvektors angegeben.

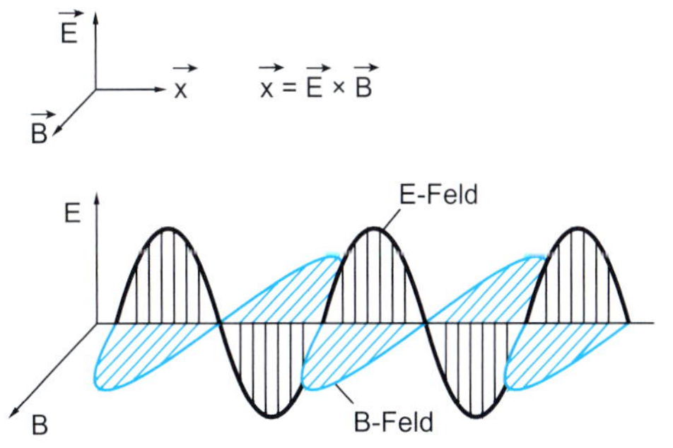


**Abb. 1.1** Elektromagnetische Wellen mit der Richtung von elektrischem und magnetischem Feld [L253]

### 1.1.2 Sichtbarer Bereich

Nur ein kleiner Teil des elektromagnetischen Spektrums (➤ Abb. 1.2) ist vom menschlichen Auge als sichtbares Licht wahrnehmbar. Dieser sichtbare Bereich liegt bei Wellenlängen $\lambda$ von 400–760 nm. Gelegentlich werden auch um einige Nanometer abweichende Grenzen genannt.

➤ Tab. 1.1 zeigt die Farben des sichtbaren Lichts.

Geringere bzw. höhere Wellenlängen sind für das menschliche Auge nicht sichtbar:

- $\Lambda < 400$ nm: **ultraviolette Strahlung**
- $\Lambda > 760$ nm: **infrarote Strahlung**

**MERKE**

Elektromagnetische Wellen breiten sich im Vakuum und praktisch auch in Luft mit der Geschwindigkeit

$$c = 3 \cdot 10^8 \text{ m/s}$$

Es existiert keine einheitliche Modellvorstellung für elektromagnetische Strahlung, situationsabhängig zeigen sich sowohl Wellen- als auch Teilcheneigenschaften.

Die Energie eines Strahlungsteilchens ist proportional zu seiner Frequenz

$$E = h \cdot f$$

oder mit $c = \lambda \cdot f$ umgekehrt proportional zur Wellenlänge:

$$E = \frac{h \cdot c}{\lambda}$$

**Tab. 1.1** Die Wellenlängen der Farben im sichtbaren Bereich

| Farbe | Wellenbereich |
|---|---|
| Rot | 650–700 nm |
| Gelb | 600 nm |
| Grün | 500–550 nm |
| Blau | 450 nm |
| Violett | 420 nm |

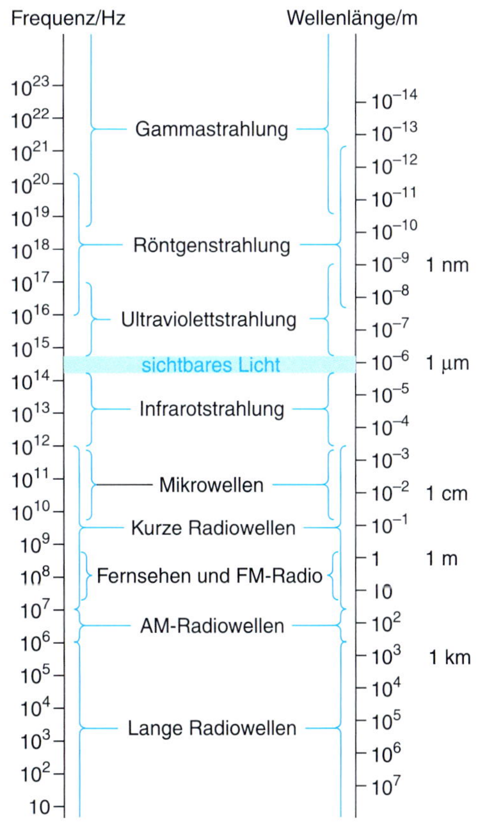


**Abb. 1.2** Das elektromagnetische Spektrum [L253]

Die **Planck-Konstante** $h = 6{,}62 \cdot 10^{-34}$ Js ist eine universelle Naturkonstante. Ihr Wert entspricht der kleinsten in der Natur möglichen Energieübertragung.

### 1.1.3 Ionisierende Strahlung

Energiereiche elektromagnetische Strahlung zählt zu den ionisierenden Strahlungen. Ionisierende Strahlung besitzt genügend Energie, um Materie zu ionisieren, d. h. um Elektronen abzulösen. Dazu zählen **Röntgenstrahlung, γ-Strahlung** sowie **kosmische Strahlung.**

Ultraviolette Strahlung gehört dagegen zu den **nicht ionisierenden Strahlungen.**

**CHECK-UP**

- Wie groß ist die Lichtgeschwindigkeit im Vakuum?
- Welche Wellenlängen haben die Farben des sichtbaren Lichts?
- Wie hängen Frequenz, Wellenlänge und Energie elektromagnetischer Strahlung zusammen?

**Jetzt bist du dran!**

**Überblick gewinnen**

Notiere dir ca. 5 Stichwörter aus diesem Unterkapitel.

## 1.2 Licht

Thomas Wenisch

Physik

### 1.2.1 Eigenschaften

Licht ist der sichtbare Teil des elektromagnetischen Spektrums. Es hat folgende Eigenschaften:

- Wellenlänge: $\lambda = 400 - 760\ nm$
- Geschwindigkeit (im Vakuum): $c = 3 \cdot 10^8\ m/s$
- Energie: $E = h \cdot f$

Die Natur des Lichts lässt sich nicht eindeutig festlegen. Es zeigt sich einmal wie eine Welle, ein anderes Mal wie ein Teilchen.

#### Temperaturstrahlung

Jeder Körper mit einer Temperatur oberhalb des absoluten Nullpunkts sendet elektromagnetische Strahlung aus. Bei hohen Temperaturen liegt diese Strahlung im sichtbaren Bereich. Die Strahlungsleistung ist proportional zur **vierten Potenz der Temperatur.**

#### Fotoeffekt

Nur durch den Teilchencharakter des Lichts erklärbar ist der Fotoeffekt, auch **äußerer lichtelektrische Effekt** genannt: Licht löst aus einem Metall Elektronen heraus. Dazu muss die für jedes Metall typische Austrittsarbeit $W_a$ aufgebracht werden.

Der Fotoeffekt ist frequenzabhängig. Ab einer Grenzfrequenz $f_g$ können Elektronen ausgelöst werden. Es gilt:

$$h \cdot f_g = W_a$$

In der Regel wird der Fotoeffekt erst bei blauem oder ultraviolettem Licht beobachtet.

### 1.2.2 Lichtmessung

#### Fotometrische Größen

Bei Beschreibung einer Strahlungsquelle sind mehrere strahlungsphysikalische und lichttechnische Größen gebräuchlich. Die wichtigsten sollen hier genannt werden:

- **Strahlungsenergie W,** angegeben in Joule (J).
- **Strahlungsleistung P,** angegeben in Watt (W).
- **Strahlungsstärke Ψ** gibt die pro Raumwinkel abgegebene Leistung in der Einheit Watt pro Steradiant (W/sr) an.
- **Strahlungsintensität Φ** ist dagegen definiert als Leistung pro Flächeneinheit, angegeben als Watt pro Quadratmeter ($W/m^2$).
- **Bestrahlung H** ist die Energie pro Flächeneinheit, ausgedrückt in Joule pro Quadratmeter ($J/m^2$).

In der Beleuchtungstechnik wird auch die vom spektralen Empfindlichkeitsverlauf des menschlichen Auges abhängige, subjektive Wahrnehmungsqualität berücksichtigt.

**MERKE**

Die Lichtstärke $\Psi_L$, gemessen in der **Candela (Cd)** (lat.: Kerze), ist eine im internationalen Einheitensystem festgelegte Basisgröße.

Der genauen Definition der Einheit **Candela** liegt das spektrale Empfindlichkeitsmaximum des menschlichen Auges bei einer Wellenlänge von 555 nm zugrunde. Ein Candela ist die Lichtstärke einer Strahlungsquelle, die Licht der Frequenz $540 \cdot 10^{12}$ Hz aussendet und deren Strahlungsstärke 1/683 W pro Steradiant beträgt.

**MERKE**

Für eine ideale, punktförmige Strahlungsquelle verteilt sich die abgestrahlte Energie bzw. abgegebene Leistung gleichmäßig auf alle Raumrichtungen. Strahlungsstärke und Strahlungsintensität nehmen beide mit dem **Quadrat der Entfernung** ab.

#### Das Fotometer

Ein wichtiges Messinstrument in der chemischen Analytik ist das Fotometer. Dabei wird die Schwächung des Lichts beim Durchgang durch Materie benutzt, um die Konzentration einer Substanz in einer Lösung zu bestimmen.

Eine Fotozelle misst die Intensität I eines Lichtstrahls nach dem Durchgang durch eine Probe; als Referenz den Wert $I_0$ ohne Probe.

Das Verhältnis beider Intensitäten ist die üblicherweise in Prozent angegebene **Transmission:**

$$T=\frac{I}{I_0}$$

**MERKE**

Die beim Fotometer wichtigste Messgröße ist die über den Logarithmus definierte **Extinktion E:**

$$E=-\log\left(\frac{I}{I_0}\right)=-\log(T)$$

Die Extinktion ist eine dimensionslose Zahl.

Die **spezifische Extinktion** einer Substanz ist abhängig von der Wellenlänge. So hat ein blauer Farbstoff eine niedrige Extinktion für blaues Licht. Für alle anderen Farben hat die Extinktion einen höheren Wert, denn diese Wellenlängen werden absorbiert.

### Gesetz von Lambert-Beer

Das Gesetz von Lambert-Beer beschreibt den Zusammenhang zwischen der Extinktion und der Konzentration eines Stoffs in der Messlösung:

$$E=\varepsilon_m\cdot c\cdot d$$

- c: Konzentration des Stoffs
- d: Dicke der durchstrahlten Schicht
- $\varepsilon_m$: molarer Extinktionskoeffizient des untersuchten Stoffs

$\varepsilon_m$ (auch als $\varepsilon_\lambda$ bezeichnet) ist ein stoffspezifischer, jeweils für eine bestimmte Wellenlänge angegebener Wert.

**CHECK-UP**

- Welche fotometrische Größe ist Basisgröße des internationalen Einheitensystems?
- Welches Abstandsgesetz gilt für eine punktförmige Lichtquelle?
- Welchen Wert hat die Extinktion, wenn $I/I_0 = 1/100$ beträgt?

**Jetzt bist du dran!**

**Überblick gewinnen**

Notiere dir ca. 5 Stichwörter aus diesem Unterkapitel.

## 1.3 Geometrische Optik

Thomas Wenisch

**Physik**

Die geometrische Optik geht von der vereinfachenden Betrachtung aus, dass sich das Licht stets geradlinig in Form von **Strahlen** ausbreitet. Die Strahlen ändern an der Grenzfläche zweier optischer Medien ihre Richtung.

### 1.3.1 Reflexion

Licht wird an einer spiegelnden Oberfläche reflektiert. Nach dem Reflexionsgesetz ist der Einfallswinkel $\alpha_1$ zwischen auftreffendem Lichtstrahl und dem senkrecht auf der Oberfläche stehenden Einfallslot gleich dem Ausfallswinkel $\alpha_2$ zwischen Einfallslot und reflektiertem Strahl.

$$\alpha_1=\alpha_2$$

Eine Abbildung an einem ebenen Spiegel wird durch Verlängerung die reflektierten Strahlen auf die rückwärtige Seite des Spiegels konstruiert (➤ Abb. 1.3).

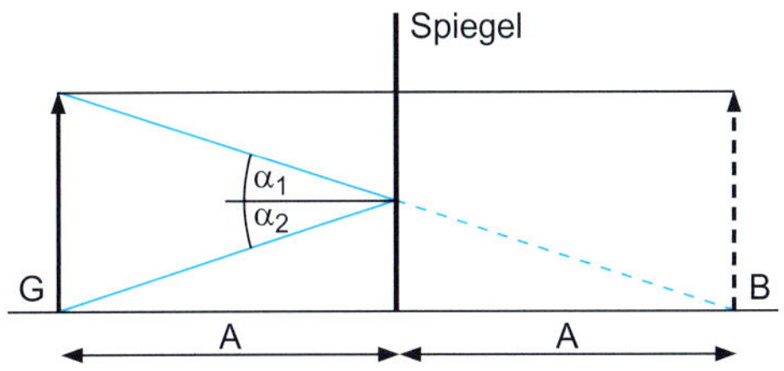


**Abb. 1.3** Reflexion an einem Spiegel [L253]

### 1.3.2 Lichtbrechung

Die Geschwindigkeit des Lichts ist in Materie geringer als die Lichtgeschwindigkeit $c_0$ im Vakuum.

$$c=\frac{c_0}{n}$$

### Brechungsindex n

Die materialspezifische Größe n wird als Brechungsindex, Brechzahl oder optische Dichte eines Mediums bezeichnet. Im Vakuum und praktisch auch für Luft ist n = 1. Der Brechungsindex von Wasser beträgt n = 1,33. Für Glas liegt er, abhängig von der Glassorte, im Bereich von etwa n = 1,45–1,65.

**MERKE**

Die Frequenz einer Welle bleibt beim Übergang von einem in ein anderes Medium unverändert. Es gilt immer $c = \lambda \cdot f$, die Wellenlänge ändert sich im gleichen Verhältnis wie die Geschwindigkeit.

$$\lambda=\frac{\lambda_0}{n}$$

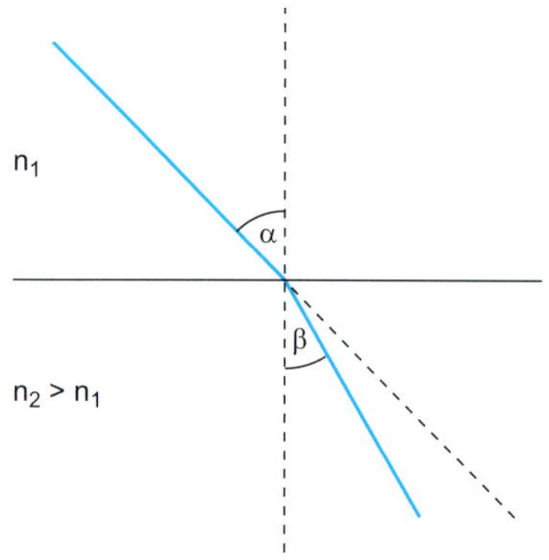


**Abb. 1.4** Lichtbrechung [L253]

Die Richtung eines Lichtstrahls ändert sich an der Grenze zweier lichtdurchlässiger Medien, er wird gebrochen (➤ Abb. 1.4).

## Brechungsgesetz

Für den Übergang von einem Medium mit der Brechzahl $n_1$ in ein Medium mit der Brechzahl $n_2$ sagt das Brechungsgesetz:

$$n_1 \cdot \sin\alpha = n_2 \cdot \sin\beta$$

**MERKE**
Beim Übergang von einem optisch dünneren in ein optisch dichteres Medium wird der Lichtstrahl zum Einfallslot hin gebrochen.
Beim Übergang vom optisch dichteren in das dünnere Medium wird der Strahl vom Einfallslot weggebrochen.

- Beim Durchgang durch eine planparallele Glasplatte wird das Licht beim Eintritt und beim Austritt gebrochen (➤ Abb. 1.5a). Beide Richtungsänderungen kompensieren sich und insgesamt wird der Lichtstrahl um einen kleinen Betrag parallel versetzt.
- Beim **Prisma** kompensieren sich die Richtungsänderungen dagegen nicht und der Strahl wird aus seiner ursprünglichen Richtung abgelenkt (➤ Abb. 1.5b).

## Totalreflexion

Der Übergang in ein Medium mit größerer optischer Dichte ist bei jedem Einfallswinkel möglich. Wird aber beim Übergang vom optisch dichteren in das dünnere Medium ein bestimmter Grenzwinkel überschritten, tritt **Totalreflexion** auf. Der Lichtstrahl kann das dichtere Medium nicht verlassen und wird an der Grenzfläche vollständig in das optische dichtere Medium zurückgeworfen.

## Dispersion

Der Brechungsindex eines Mediums ist abhängig von der Wellenlänge des Lichts. Dieses Phänomen wird als **Dispersion** bezeichnet. Deshalb kann weißes Licht an einem Prisma in seine Spektralfarben aufgetrennt werden.

**MERKE**
**Dispersion:** Blaues Licht wird stärker gebrochen als rotes Licht.

### 1.3.3 Die Linse

Eine Linse wird gezeichnet, indem ein Kreisbogen mit dem Krümmungsradius r um den Brennpunkt gezogen wird. Die Brennweite f der Linse ist der Abstand vom Brennpunkt zur Mittelebene der Linse. Allerdings ist für **dünne Linsen** deren Dicke gegenüber ihrer Brennweite vernachlässigbar, sodass hier Krümmungsradius und Brennweite gleichgesetzt werden.

## Sphärische Linse

Die Oberfläche einer sphärischen Linse ist geformt wie der Ausschnitt aus einer Kugeloberfläche. Der Radius der Kugelschale entspricht der **Krümmungsradius** der Linse.
- Die **konvexe** Oberfläche einer **Sammellinse** wird beim Blick von außen,
- die **konkave** Oberfläche von **Zerstreuungslinsen** beim Blick von innen auf einen Kugelabschnitt sichtbar.

## Zylindrische Linse

Sie ist wie die Mantelfläche eines Zylinders nur in eine Richtung gekrümmt. Die **optische Achse** geht durch den Mittelpunkt der Linse und steht senkrecht auf ihrer Mittelebene.
- Der **Brennpunkt F** (Focus) liegt auf der optischen Achse.
- Die **Brennebene** liegt parallel zur Linsenebene, sie steht im Brennpunkt senkrecht auf der optischen Achse.

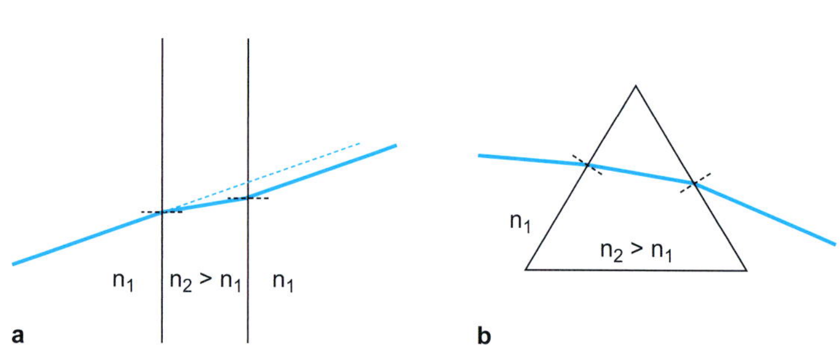


**Abb. 1.5** Strahlengang an einer planparallelen Platte **(a)** und an einem Prisma **(b)** [L253]

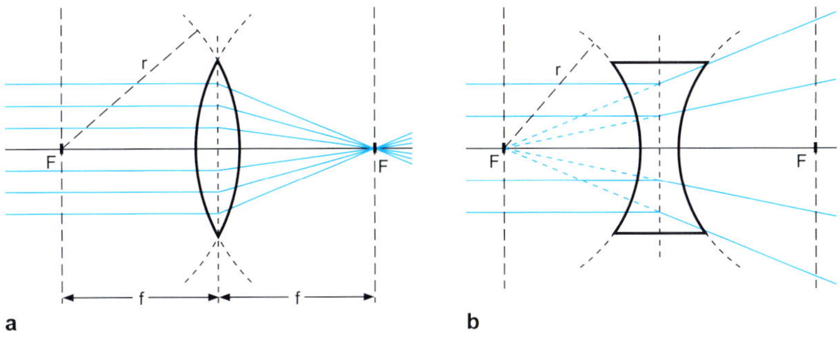


**Abb. 1.6** Strahlengang einer konvexen **(a)** und einer konkaven Linse **(b)** [L253]

## Strahlengang

Das Licht wird zwar an der Vorder- und Rückseite der Linse gebrochen, aber in einer vereinfachten Darstellung des Strahlengangs werden diese beiden Brechungen nicht einzeln betrachtet, sondern die einfallenden Strahlen bis zur Mittelebene der Linse verlängert (➤ Abb. 1.6):

- Ein zur optischen Achse paralleles Strahlenbündel wird von einer Sammellinse auf der gegenüberliegenden Seite im Brennpunkt vereinigt.
- Fällt ein paralleles Strahlenbündel schräg zur optischen Achse auf eine Sammellinse, treffen sich die Strahlen in einem Punkt der gegenüberliegenden Brennebene außerhalb des Brennpunkts.
- Der Strahlengang an einer Linse ist grundsätzlich umkehrbar. Befindet sich eine Lichtquelle im Brennpunkt einer konvexen Linse, verlaufen die Strahlen auf der anderen Seite der Linse parallel (➤ Abb. 1.6a).
- Eine konkave Linse zerstreut ein parallel einfallendes Strahlenbündel. Die Öffnung des gebildeten Strahlenkegels lässt sich als Verlängerung der Verbindungslinie von der Mittelebene der Linse zum Brennpunkt auf der Einfallsseite konstruieren (➤ Abb. 1.6b).

## Brechkraft

Die Brechkraft ϕ oder Brechwert einer Linse ist als der Kehrwert ihrer Brennweite definiert:

$$\phi = \frac{1}{f}$$

- Einheit: **Dioptrie (dpt),** 1 dpt = 1 $m^{-1}$.
- Die Brechkraft wird für Sammellinsen positiv und für Zerstreuungslinsen negativ gezählt.
- Werden mehrere Linsen hintereinander zu einem **Linsensystem** angeordnet, errechnet sich der Gesamtbrechwert durch Addition der einzelnen Dioptrienzahlen.

## Bildkonstruktion

Ein Gegenstand der Größe G ist eine als Gegenstandsweite g bezeichnete Strecke von einer Sammellinse entfernt. Die Abbildung wird konstruiert (➤ Abb. 1.7):

- Achsenparallele Strahlen gehen auf der gegenüberliegenden Seite durch den Brennpunkt.
- Ein Strahl durch den Mittelpunkt der Linse wird nicht gebrochen.
- Ein durch den Brennpunkt einfallender Strahl verlässt die Linse parallel zur optischen Achse.

Jeweils zwei dieser Strahlen genügen zur Bildkonstruktion, der dritte kann zur Kontrolle zusätzlich gezeichnet werden.

Auf der gegenüberliegenden Linsenseite schneiden sich die Strahlen in der Spitze des Bilds B. Dessen Entfernung von der Linse ist die Bildweite b.

In ➤ Abb. 1.7 entsteht ein **reelles Bild.** Ein reelles Bild kann auf eine Mattscheibe oder Leinwand projiziert und von dort betrachtet werden.

Das Bild steht gegenüber dem Gegenstand auf dem Kopf und ist seitenverkehrt.

**MERKE**

Lage und Größe des Bilds können mit den **Linsenformeln** berechnet werden.
Gegenstandsweite g, Bildweite b und Brennweite f stehen im Zusammenhang:

$$\frac{1}{g} + \frac{1}{b} = \frac{1}{f}$$

Bildgröße B und Gegenstandsgröße G stehen im Verhältnis:

$$\frac{B}{G} = \frac{b}{g}$$

B/G gibt den Abbildungsmaßstab bzw. die Vergrößerung an.

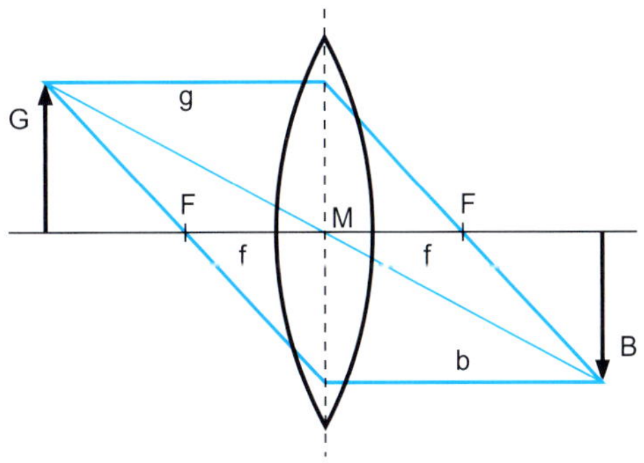


**Abb. 1.7** Bildkonstruktion an einer Sammellinse [L253]

Die folgenden Fälle werden unterschieden und lassen sich einfach merken:

- Der Gegenstand steht genau in der doppelten Brennweite vor der Linse, g = 2 f, dann entsteht ein gleich großes Bild (B = G) ebenfalls in der Entfernung b = 2 f.
- Bei einer Gegenstandsweite zwischen einfacher und doppelter Brennweite entsteht ein vergrößertes Bild außerhalb der doppelten Brennweite.
- Liegt die Gegenstandsweite außerhalb der doppelten Brennweite, entsteht ein verkleinertes Bild zwischen einfacher und doppelter Brennweite.
- Befindet sich der Gegenstand innerhalb der einfachen Brennweite, divergieren die Strahlen auf der anderen Seite der Linse. Es entsteht nur ein virtuelles Bild (➤ Abb. 1.8). Die Berechnung mit den Linsenformeln ergibt einen negativen Wert für b.
- Steht der Gegenstand genau in der einfachen Brennweite, verlassen die Strahlen die Linse parallel. Das virtuelle Bild entsteht im Unendlichen. Die Anwendung der Linsenformeln führt in diesem Fall zu keinem sinnvollen Ergebnis.

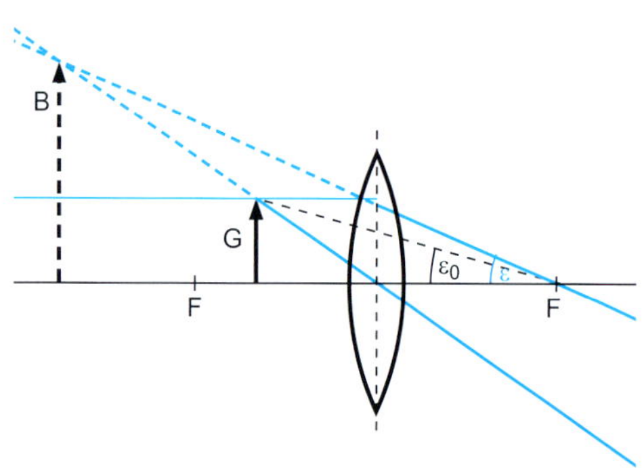


**Abb. 1.8** Strahlengang an der Lupe [L253]

## Akkommodation

Die Einstellung des Auges auf unterschiedliche Entfernungen heißt Akkommodation. Die **Akkommodationsbreite A** des Auges lässt sich mit einer leichten Abwandlung der Linsenformel berechnen:

$$A+\frac{1}{b}=\frac{1}{f}$$

Dabei ist f der Abstand des Nahpunkts des Auges und b der Abstand des Fernpunkts, jeweils angegeben in m.

Rückt der Fernpunkt ins Unendliche, wird daraus:

$$A=\frac{1}{f}$$

So wäre für minimale deutliche Sehweite von 25 cm: $A=\frac{1}{0,25m}=4D$.

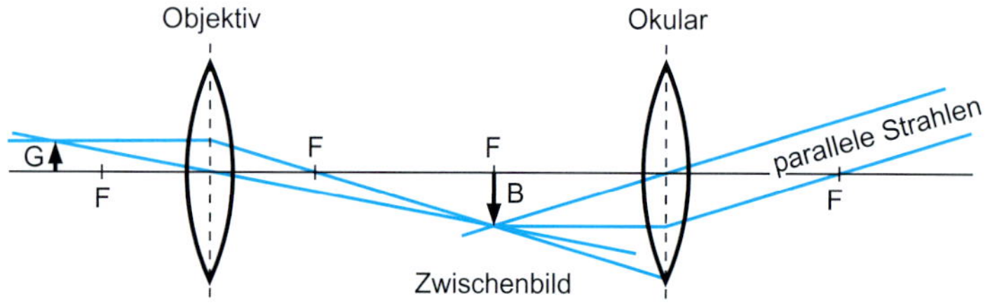


**Abb. 1.9** Strahlengang des Mikroskops [L253]

## Abbildungsfehler

Es werden zwei Arten von Abbildungsfehlern unterschieden: die sphärische und die chromatische Aberration.

**Sphärische Aberration** Die Regeln zur Bildkonstruktion sind Näherungen, die nur für dünne Linsen und nahe der optischen Achse verlaufende Strahlen gelten. Da diese Voraussetzungen nicht immer vollständig erfüllt sind, treten Abbildungsfehler auf.

**Chromatische Aberration** Aufgrund der Dispersion, d. h. der Frequenz- bzw. Wellenlängenabhängigkeit der Lichtbrechung, sind die Brennweiten für die einzelnen Lichtfarben unterschiedlich. Jede Linse weist daher chromatische Fehler auf.

## Lupe

Eine Lupe erzeugt ein **virtuelles Bild** (➤ Abb. 1.8).

Ein virtuelles Bild kann nicht projiziert werden, es entsteht erst im Auge des Betrachters. Das Auge bündelt die parallel oder leicht divergent einfallenden Strahlen, sodass auf der Netzhaut das Bild entsteht.

Für die Bildkonstruktion wird eine Gegenstandsposition innerhalb der einfachen Brennweite gewählt. Der Mittelpunktstrahl und der Strahl durch den gegenüberliegenden Brennpunkt verlaufen divergent. Ihre rückwärtigen Verlängerungen schneiden sich in der Spitze des virtuellen Bilds.

In der Realität wird ein Objekt mit dem entspannten, auf große Entfernung akkommodierten Auge betrachtet. Das Objekt steht genau in der Brennebene der Lupe. Die Strahlen verlassen die Lupe dann parallel und das Bild entsteht „im Unendlichen". Dabei ist d der Betrachtungsabstand und f die Brennweite der Lupe. Als deutliche Sehweite bei entspanntem Auge gilt d = 25 cm.

Ein allgemeines Maß für die Abbildungsvergrößerung optischer Instrumente ist die **Sehwinkelvergrößerung** $\varepsilon/\varepsilon_0$. Der Sehwinkel $\varepsilon$ unter Verwendung des Instruments wird mit dem Winkel $\varepsilon_0$ bei Betrachtung ohne Instrument verglichen.

## Mikroskop

Im Wesentlichen besteht das Mikroskop aus einem **Objektiv** und einem **Okular** (➤ Abb. 1.9).

- Das Objektiv erzeugt ein **reelles Zwischenbild.**
- Das Zwischenbild ist umgekehrt und vergrößert. Es liegt in der Brennebene des Okulars.
- Das Okular wirkt wie eine Lupe.
- Die Strahlen verlassen das Okular parallel, das virtuelle Bild entsteht im Unendlichen.
- Die Gesamtvergrößerung ergibt sich aus der Multiplikation der Vergrößerungsfaktoren von Objektiv und Okular.

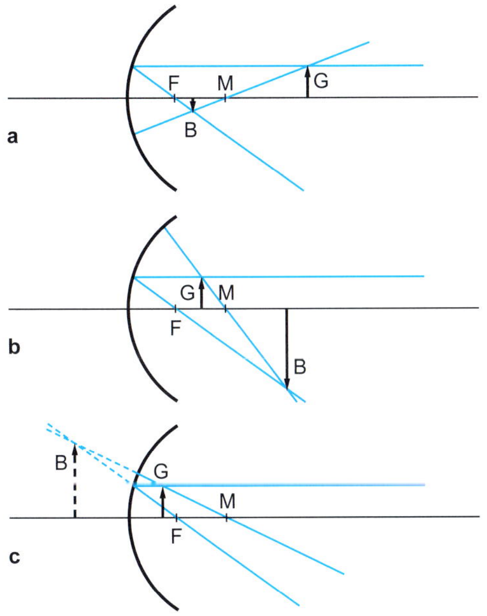


**Abb. 1.10** Bild am sphärischen Hohlspiegel: Gegenstand außerhalb der 2-fachen Brennweite **(a),** Gegenstand zwischen 1-facher und 2-facher Brennweite **(b),** Gegenstand zwischen Spiegel und Brennpunkt **(c)** [L253]

Die maximale Vergrößerung eines Mikroskops ist begrenzt. Sein **Auflösungsvermögen U** ist der Kehrwert der Distanz d zweier Punkte, die gerade noch getrennt abgebildet werden können.

$$U = \frac{1}{d}$$

Der kleinste im Mikroskop unterscheidbare Abstand ist:

$$d = \frac{\lambda}{n \cdot \sin \alpha}$$

α ist der Öffnungswinkel des Objektivs, n der Brechungsindex des Mediums zwischen Objekt und Objektiv. n · sinα wird als **numerische Apertur** des Objektivs bezeichnet.

Die maximal erreichbare Auflösung liegt beim Lichtmikroskop mit ca. 0,2 µm etwa bei der halben Wellenlänge des verwendeten Lichts (➤ Abb. 1.9).

## 1.3.4 Der sphärische Hohlspiegel

Der sphärische Hohlspiegel hat die Form eines Kugelausschnitts. Der Brennpunkt F liegt auf halbem Weg zwischen der Spiegelfläche und dem Krümmungsmittelpunkt (➤ Abb. 1.10).

**MERKE**

Die Bildkonstruktion am Hohlspiegel ist mit der Bildkonstruktion an der Sammellinse vergleichbar:
- Achsenparallele Strahlen werden durch den Brennpunkt reflektiert.
- Ein Strahl durch den Krümmungsmittelpunkt wird in sich selbst reflektiert.
- Durch den Brennpunkt einfallende Strahlen verlassen den Spiegel parallel zur optischen Achse.
- Die Linsenformeln sind auf den sphärischen Hohlspiegel übertragbar.

**CHECK-UP**

- Wie ist der Brechwert einer Linse definiert? Welche Linsen haben positive, welche negative Brechwerte?
- Konstruiere ein reelles und ein virtuelles Bild an einer Sammellinse.
- Nenne die Linsenformeln.

**Jetzt bist du dran!**

**Überblick gewinnen**

Notiere dir ca. 5 Stichwörter aus diesem Unterkapitel.

## 1.4 Wellenoptik

Thomas Wenisch

Physik

Die Wellenoptik befasst sich mit Phänomenen, die nur durch den **Wellencharakter** des Lichts erklärbar sind.

### 1.4.1 Interferenz

Interferenz bezeichnet die Überlagerung mehrerer Wellen. Diese können sich, abhängig von ihrer Phasenbeziehung, verstärken oder bis hin zur gegenseitigen Auslöschung abschwächen. Interferenz tritt am Einzel- und Doppelspalt sowie am optischen Gitter auf.

### 1.4.2 Polarisiertes Licht

Licht ist, wie alle transversalen Wellen, polarisierbar. Bei polarisiertem Licht ist eine Schwingungsrichtung senkrecht zur Ausbreitungsrichtung ausgezeichnet.

Das Licht der Sonne oder das Licht einer Glühlampe ist **unpolarisiert,** d. h., hier ist keine Schwingungsrichtung bevorzugt.

### 1.4.3 Polarimetrie

Mit dem Messverfahren der **Polarimetrie** wird die Schwingungsrichtung des Lichts bestimmt.

Zahlreiche biologisch wichtige Substanzen sind **optisch aktiv,** sie drehen die Polarisationsrichtung des einfallenden Lichts um einen Winkel α. Es werden rechtsdrehende und linksdrehende Substanzen unterschieden.

**CHECK-UP**

- Wovon hängen Vergrößerung und Auflösungsvermögen eines Mikroskops ab?
- Welche Abbildungsfehler kennst du?
- Welche Phänomene sind nur im Wellenbild des Lichts erklärbar?

**Jetzt bist du dran!**

**Überblick gewinnen**

Notiere dir ca. 5 Stichwörter aus diesem Unterkapitel.

## Jetzt bist du dran!

### Zeichenaufgabe

Schreibe dir die Eigenschaften des Lichts auf. Mit welchen Größen wird Licht beschrieben? Was ist das Lambert-Beer Gesetz?
Was kann mit Lichtstrahlen passieren, wenn sie auf Objekte treffen? Erstelle eine Übersicht.
Zeichne verschiedene Linsenarten. Wie werden die Lichtstrahlen umgelenkt?

### Anregungen zur weiteren Wiederholung

Wie wird die Brechkraft einer Linse definiert? Was ist die Bildrekonstruktion?
Zeichne nun die Prinzipien von Lupe und Mikroskop.

### Überblick gewinnen

Nutze deine gesammelten Stichwörter für eine Mindmap oder eine gegliederte Stichwortliste.

KAPITEL

# 2 Sehorgan

Anatomie, Histologie

## 2.1 Entwicklung des Sehorgans

Christoph Jaschinski

Anatomie

**MERKE**

**Was entsteht woraus?**

- **Neuroektoderm des Vorderhirns:** Sehnerv (N. opticus [II]), Netzhaut [Retina], Epithel des Ziliarkörpers und der Iris und Mm. sphincter et dilatator pupillae
- **Oberflächenektoderm des Kopfes:** Tränenapparat, Konjunktiva, Hornhaut und Linse
- **Kopfmesenchym:** Lederhaut (Sclera) und Anteil der Hornhaut, mittlere Augenhaut (Choroidea, Ziliarkörper, Iris) und Glaskörper
- **Prächordales Mesoderm:** äußere Augenmuskeln

Die Augenentwicklung beginnt in der 4. EW. In den Neuralfalten bildet sich beidseits eine **Augengrube** (Sulcus opticus), die sich – nachdem die Neuralfalten zum Neuralrohr verschmolzen sind – nach ventral zum **Augenbläschen** ausstülpt. Die Augenbläschen induzieren auf dem Oberflächenektoderm die Entwicklung der Linsenanlagen, der **Linsenplakoden.** Diese entwickeln sich über Linsengruben zu Linsenbläschen.

**KLINIK**

Die Linsenbläschen werden während der Embryonalentwicklung von vaskularisiertem Mesenchym versorgt, dessen vorderer Teil die Pupillenmembran **(Membrana iridopupillaris)** bildet. Sollte die Pupillenmembran nicht wie gewöhnlich von sich aus atrophieren, muss sie operativ entfernt werden.

Währenddessen stülpen sich die Augenbläschen zu **Augenbechern** ein, sodass sich ein inneres und ein äußeres Blatt unterscheiden lassen. Aus dem inneren Blatt entsteht die mehrschichtige **Neuroretina** (Stratum nervosum), aus dem äußeren bildet sich das einschichtige **Pigmentepithel** (Stratum pigmentosum).

Das Linsenbläschen verliert zunehmend den Kontakt zum Oberflächenektoderm und wird in die Augenbecher eingezogen. Über die **Augenbecherspalte** (Fissura optica) gelangt Kopfmesenchym in das Innere des Augenbechers und differenziert sich dort zum Glaskörper. Das Kopfmesenchym liegt zwischen Neuralrohr und Oberflächenektoderm, entstammt dem paraxialen Mesoderm und kranialen Neuralleistenzellen.

Durch die Fissura optica tritt auch die spätere A. centralis retinae ein, die als A. hyaloidea bis zur Linse verläuft und das Gefäßnetz der Pupillenmembran speist. Wenn sich die Fissura optica von distal nach proximal schließt, kommt die A. centralis retinae im Inneren des Sehnervs zu liegen. Im 6. EM okkludiert die A. hyaloidea, fortan wird die Linse durch Diffusion ernährt.

**KLINIK**

Wenn sich die **A. hyaloidea** unvollständig oder verzögert zurückbildet, kann sie als wurmartiger Fortsatz der Sehnervenpapille oder als feiner, den Glaskörper durchquerender Strang persistieren. In der Regel handelt es sich um eine harmlose Anomalie, die das Sehvermögen nicht oder nur gering beeinträchtigt. Selten bildet sich eine Zyste.

Während der gesamten Augenentwicklung bleibt der Augenbecher über den **Augenbecherstiel** (Pedunculus opticus) mit dem Zwischenhirn verbunden. Die Axone der Netzhaut wachsen entlang des Pedunculus opticus in Richtung Zwischenhirn zum N. opticus aus. Sclera und Choroidea gehen aus dem Kopfmesenchym hervor, das den Augenbecher umgibt. Die äußeren Augenmuskeln entstehen aus prächordalem Mesoderm.

**KLINIK**

**Netzhautablösung** tritt immer zwischen Stratum nervosum und pigmentosum auf. Die beiden Blätter sind nur am Sehnervaustrittspunkt und dem lichtunempfindlichen Teil der Netzhaut miteinander verbunden. Eine Netzhautablösung **(Ablatio retinae)** entsteht häufig durch Abnahme des Augeninnendrucks oder Schrumpfung des Glaskörpers im Alter.

**Stauungspapille** bezeichnet eine ödematöse Vorwölbung der Sehnervpapille. Sie tritt bei einem erhöhten Druck im Schädelinneren (Hirndruck) auf und lässt sich durch Spiegelung des Augenhintergrunds **(Ophthalmoskopie)** diagnostizieren. In der Klinik kann so vor einer Liquorpunktion mittels Ophthalmoskopie ein erhöhter Hirndruck ausgeschlossen und eine lebensbedrohliche Einklemmung des Hirnstamms vermieden werden.

**Kolobom** Ein unvollständiger Verschluss der Augenbecherspalte führt zu einer Einkerbung des Augenbechers, sodass eine Spalte von der Pupille durch die Iris und ggf. noch weiter in die Netzhaut und den Sehnerv reicht. Ein Kolobom kann mit Chromosomenmutationen, z. B. dem Wolf-Hirschhorn-Syndrom, vergesellschaftet sein.

**CHECK-UP**

- Welche Funktion besitzt die Membrana iridopupillaris?
- Was bildet sich aus dem inneren Blatt der Retina, was aus dem äußeren?
- Welche Strukturen entstehen aus dem Kopfmesenchym?

**Jetzt bist du dran!**

**Überblick gewinnen**

Notiere dir ca. 5 Stichwörter aus diesem Unterkapitel.

## 2.2 Augenhöhle

Christoph Jaschinski

### Anatomie

Die Augenhöhle **(Orbita)** ist ein pyramidenförmiger Hohlraum, der von verschiedenen Knochen des Gesichtsschädels umschlossen wird (➤ Tab. 2.1).

Im vorderen Teil der Orbita liegt der Augapfel **(Bulbus oculi)**, im hinteren Teil **(Retrobulbärraum)** befinden sich ein Fettgewebskörper (Corpus adiposum orbitae), die äußeren Augenmuskeln sowie Gefäß- und Nervenstrukturen. Zwischen Bulbus oculi und Corpus adiposum orbitae liegen das lymphhaltige **Spatium episclerale** und die bindegewebige Vagina bulbi **(Tenon-Kapsel).** Das Spatium episclerale dient als Gleitlager zwischen Augapfel und Tenon-Kapsel und ermöglicht somit gelenkähnlich die große Beweglichkeit des Augapfels. Die ventrale Öffnung der Orbita nennt man **Aditus orbitae.** Über weitere zahlreiche Öffnungen ist die Orbita mit umliegenden Strukturen verbunden (➤ Tab. 2.2).

An der Hinterwand der Orbita entspringen alle äußeren Augenmuskeln – außer dem M. obliquus inferior – von einem gemeinsamen Sehnenring, dem **Anulus tendineus communis.** Er gliedert die Fissura orbitalis superior in einen anulären und nicht anulären Teil (➤ Abb. 2.1).

**Tab. 2.1** Wände der Augenhöhle

| Richtung | Begrenzung durch |
|---|---|
| **Dach** | Os frontale und Ala minor ossis sphenoidalis |
| **Boden** | Maxilla, Os zygomaticum und Os palatinum |
| **Lateralwand** | Os zygomaticum und Ala major ossis sphenoidalis |
| **Medialwand** | Maxilla, Os lacrimale und Os ethmoidalie |

**Tab. 2.2** Knochenkanäle in der Augenhöhle

| Kanal | Lage | Durchtretende Strukturen |
|---|---|---|
| **Canalis opticus** | Im Os sphenoidale | • N. opticus (II)<br>• A. ophthalmica |
| **Fissura orbitalis superior** | Zwischen Ala major und minor des Os sphenoidale | Anulärer Teil:<br>• N. abducens (VI)<br>• N. ophthalmicus ($V_1$)<br>– N. nasociliaris<br>• N. oculomotorius (III)<br>Nicht anulärer Teil:<br>• N. trochlearis (IV)<br>• N. ophthalmicus ($V_1$)<br>– N. frontalis<br>– N. lacrimalis<br>• V. ophthalmica superior |
| **Fissura orbitalis inferior** | Zwischen Maxilla und Ala major des Os sphenoidale | • A., V., N. infraorbitalis ($V_2$)<br>• N. zygomaticus<br>• V. ophthalmica inferior |
| **Canalis nasolacrimalis** | In der Maxilla | Ductus nasolacrimalis |
| **Foramen ethmoidale anterius** | Zwischen Os frontale und Os ethmoidale | • A. ethmoidalis anterior<br>• N. ethmoidalis anterior |
| **Foramen ethmoidale posterius** | Zwischen Os frontale und Os ethmoidale | • A. ethmoidalis posterior<br>• N. ethmoidalis posterior |
| **Foramen zygomaticum** | Im Os zygomaticum | • N. zygomaticus<br>– R. zygomaticotemporalis<br>– R. zygomaticofacialis |
| **Canalis infraorbitalis** | In der Maxilla | A., V. und N. infraorbitalis |
| **Incisura frontalis** | Os frontale | • A. supratrochlearis<br>• N. supraorbitalis<br>– R. medialis |
| **Foramen supraorbitale** | Os frontale | • A. supraorbitalis<br>• N. supraorbitalis<br>– R. lateralis |

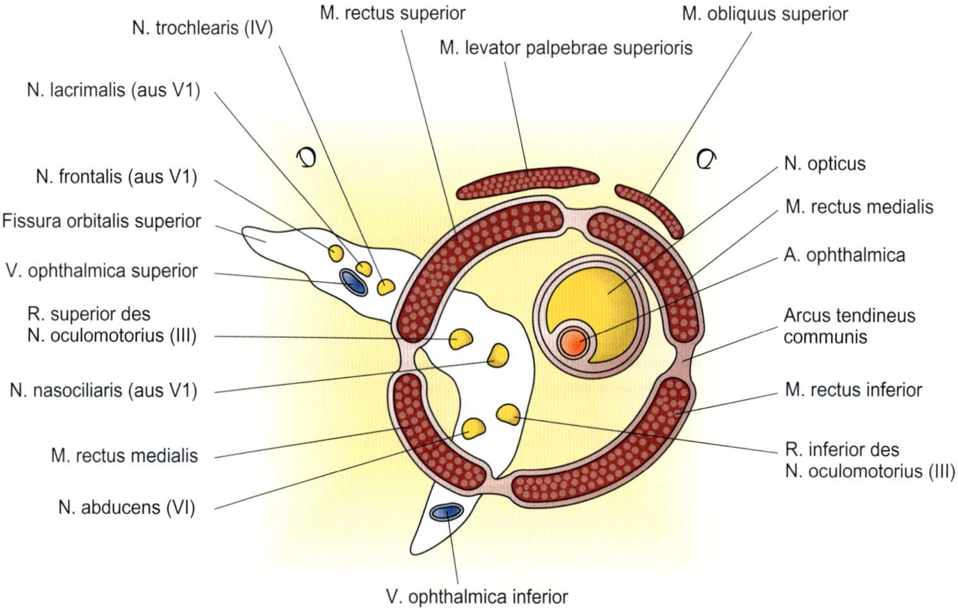


**Abb. 2.1** Topografie der Leitungsbahnen der rechten Orbita [R256]

**KLINIK**

Durch Gewalteinwirkung, Entzündungen oder Tumoren können die mediale Orbitawand (Lamina papyracea) zu den Cellulae ethmoidales und die kaudale Orbitawand zum Sinus maxillaris durchbrechen (Orbitabodenfraktur, **Blow-Out-Fraktur**). Werden dabei Gefäße verletzt, kann sich periorbital ein Hämatom ausbilden, das sowohl Ober- als auch Unterlid betrifft. Ist ein Auge betroffen, spricht man von einem **Monokelhämatom.** Sind beide Augen betroffen von einem **Brillenhämatom.**

**CHECK-UP**

- In welche Abschnitte lässt sich die Augenhöhle gliedern?
- Welche Strukturen ziehen in der Regel durch die Fissura orbitalis superior?

**Jetzt bist du dran!**

**Überblick gewinnen**

Notiere dir ca. 5 Stichwörter aus diesem Unterkapitel.

## 2.3 Bulbus oculi

Christoph Jaschinski

**Anatomie**

### 2.3.1 Makroskopischer Aufbau

Der Augapfel (Bulbus oculi) vereint den lichtbrechenden Apparat von Hornhaut und Linse mit der Fotorezeptorenschicht der Netzhaut. Er ist von 3 Schichten umgeben (➤ Abb. 2.2):

- **Äußere fibröse Augenhaut** (Tunica fibrosa bulbi): Sie besteht vorn aus der durchsichtigen Hornhaut **(Cornea)** und im mittleren und hinteren Teil aus der weißen, undurchsichtigen Lederhaut **(Sclera).** Den Übergang von Cornea in Sclera bezeichnet man als **Limbus corneae.** Hier liegt der Sinus venosus sclerae (Schlemm-Kanal). Die Tunica fibrosa bulbi wird über episklerale und konjunktivale Gefäße, die am Limbus corneae liegen, sowie über Diffusion aus dem Tränenfilm und dem Kammerwasser versorgt. Die Sclera setzt sich in die äußere Hülle des Sehnervs fort und wird nur dorsal im Bereich der **Lamina cribrosa sclerae** durchbrochen. Hier ziehen die Sehnervenfasern in Richtung Diencephalon. Die Tunica fibrosa bulbi verleiht dem Augapfel in Verbindung mit dem Augeninnendruck (intraokulären Druck) Halt und Form.
- **Mittlere gefäßführende Augenhaut** (Tunica vasculosa bulbi, **Uvea**): Sie ist die Hauptgefäßschicht und reguliert den Lichteinfall. Sie besteht von innen nach außen aus Regenbogenhaut **(Iris),** Ziliarkörper **(Corpus ciliare)** und Aderhaut **(Choroidea).**

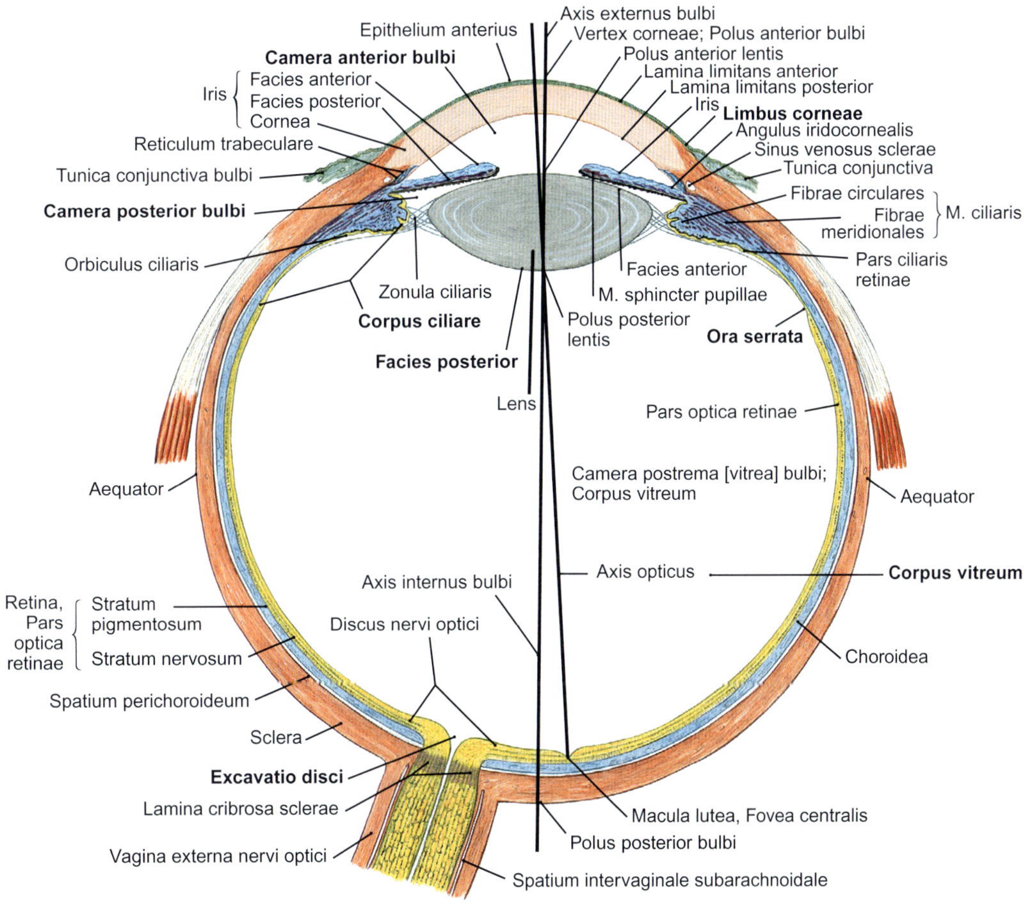


**Abb. 2.2** Horizontalschnitt meridional durch den rechten Augapfel und bulbusnahen N. opticus (II) (Sobotta-Archiv aus Paulsen/Waschke. Sobotta Atlas der Anatomie. 25. A. 2022 © Elsevier GmbH) [S700]

- **Innere sensorische Augenhaut** (Tunica interna sensoria bulbi, **Retina**): Sie besteht entwicklungsgeschichtlich aus 2 Teilen: **Neuroretina** (Stratum nervosum) und **Pigmentepithel** (Stratum pigmentosum). Erstgenannte besitzt die Fotorezeptoren, 120 Mio. Stäbchen und 6 Mio. Zapfen. Die Stäbchen dienen dem Helligkeitssehen, die Zapfen dem Farbsehen. Die Fotorezeptoren sitzen in dem lichtempfindlichen Teil der Retina **(Pars optica).** Davon zu unterscheiden ist der lichtunempfindliche Teil **(Pars caeca),** der keine Fotorezeptoren enthält und den vorderen Rand der Retina bildet. Die kreisrunde Übergangslinie von Pars optica in Pars caeca bezeichnet man als **Ora serrata.**

**MERKE**

- Die Cornea trägt ⅔ (ca. 40 Dioptrien) zur gesamten Brechkraft bei. Das restliche ⅓ stellt die Linse (abhängig vom Akkommodationszustand zwischen 15 und 30 Dioptrien).
- Die Cornea ist frei von Blut- und Lymphgefäßen, aber innerviert. Wenn die Hornhaut berührt wird, leiten afferente Fasern der Nn. ciliares longi aus dem N. nasociliaris den Reiz zum N. ophthalmicus, der ihn dann dem Kerngebiet des N. trigeminus zuführt.
- Die Reflexantwort (**Cornealreflex**) besteht in einer durch den N. facialis ausgelösten Kontraktion des M. orbicularis oculi und damit in den Verschluss der Lidspalte. Der Cornealreflex dient dem Schutz des Auges vor Verletzungen. Die Vermittlung zwischen den beiden Kerngebieten ist eine Leistung des Mesencephalons.

## 2.3.2 Augenkammern

Es lassen sich 3 Augenkammern **(Camerae bulbi)** unterscheiden:

- **Camera postrema** (Camera vitrea): enthält den Glaskörper
- **Camera posterior:** enthält die Linse, liegt zwischen Glaskörper und Hinterrand der Iris
- **Camera anterior:** liegt zwischen dem Vorderrand der Iris und Cornea

Camerae anterior et posterior sind gefüllt mit ca. 0,3 ml **Kammerwasser** (Humor aquosus) – einem zellfreien, wasserklaren Ultrafiltrat des Bluts, das sich vom Blutplasma nur durch das fast vollständige Fehlen von Proteinen unterscheidet. Es enthält Nährstoffe für Linse und Hornhaut.

Das Kammerwasser wird vom Epithel des Ziliarkörpers gebildet. Es fließt aus der Camera posterior über die Pupille in die Camera anterior und von dort in den **Kammerwinkel** (Angulus iridocornealis, ➤ Abb. 2.3). Hier ist das Bindegewebe zu einem Trabekelwerk (Retinaculum trabeculare, **Fontana-Räume**) aufgelockert. Dieses verjüngt sich zum **Schlemm-Kanal,** der als klappenloses Gefäß die Cornea ringförmig umgibt und das Kammerwasser in die epi- und intraskleralen Venenplexus weiterleitet. Ein kleiner Teil des Kammerwassers fließt über den Extrazellularraum von Sclera und Uvea in **Vortexvenen.** Durch einen etwas höheren Druck des Kammerwassers im Vergleich zum Druck in den episkleralen Venen und Vortexvenen wird der Abfluss aufrechterhalten.

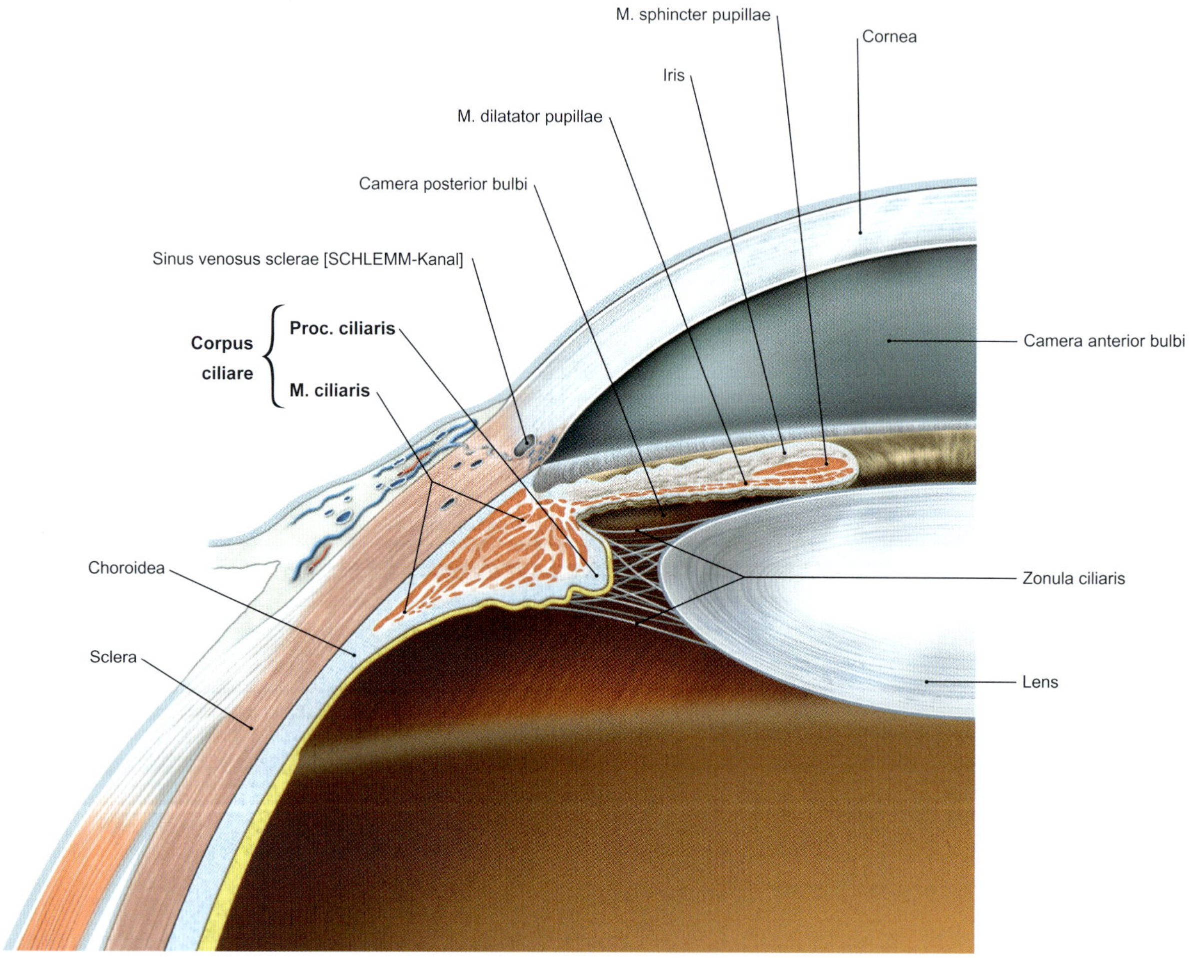


**Abb. 2.3** Kammerwinkel und Umgebung (M. Hoffmann aus Paulsen/Waschke. Sobotta Atlas der Anatomie. 25. A. 2022 © Elsevier GmbH) [S700-L275]

**MERKE**
Weg des Kammerwassers: Ziliarkörper → hintere Augenkammer → Pupille → vordere Augenkammer → Kammerwinkel → Trabekelwerk → Schlemm-Kanal → epi- und intrasklerale Venenplexus.

**KLINIK**
Im physiologischen Zustand herrscht durch das Gleichgewicht an Produktion und Resorption von Kammerwasser ein intraokulärer Druck zwischen 10–21 mmHg. Liegt der Augeninnendruck darüber, besteht Verdacht auf ein **Glaukom.** Ein chronisch erhöhter Augeninnendruck führt zu Druckschäden, v. a. an der Sehnervpapille, und zu einer langsam fortschreitenden Erblindung. Grundsätzlich unterscheidet man:
- **Winkelblockglaukom:** 10 % d. F., Kammerwinkel durch Irisgewebe verschlossen
- **Offenwinkelglaukom:** 90 % d. F., Abfluss durch das Trabekelwerk gestört

### 2.3.3 Ziliarkörper

Der Ziliarkörper **(Corpus ciliare)** liegt zwischen Choroidea und Iriswurzel. Er besteht aus einer dorsalen **Pars plana** und einer ventralen **Pars plicata.** Letztere bildet die Ziliarfortsätze (Processus ciliares), von denen die Zonulafasern (Fibrae zonulares) zur Linse ziehen. Der Corpus ciliare enthält zudem den parasympathisch innervierten, glatten **M. ciliaris.** Dieser besteht aus 3 Anteilen:
- Fibrae meridionales **(Brücke-Muskel)**
- Fibrae radiales
- Fibrae circulares **(Müller-Muskel)**

Wenn sich der M. ciliaris entspannt, werden die Fibrae zonulares über einen nach dorsal gerichteten Zug der elastischen Fasern der **Bruch-Membran** der Choroidea gestreckt und flachen die Linse ab; die Brechkraft nimmt ab (passive Fernakkommodation).

Bei Kontraktion des M. ciliaris entspannen sich die Zonulafasern und die Linse kann sich aufgrund ihrer Eigenelastizität abkugeln; die Brechkraft nimmt zu (aktive Nahakkommodation).

Das Epithel des Ziliarkörpers produziert ca. 0,15 ml Kammerwasser/h.

**MERKE**
Für die **aktive Nahakkommodation** ist insbesondere der Brücke-Muskel von Bedeutung. Er entspringt am Skleradorn, dem vorderen Rand der Sclera, und inseriert in der Bruch-Membran der Choroidea. Somit wirkt er dem Zug der elastischen Fasern der Bruch-Membran entgegen.

### 2.3.4 Iris

Die Iris umgibt das Sehloch **(Pupille)** und reguliert im Sinne einer Lochblende den Lichteinfall in den Augapfel. Ihr Melaningehalt bestimmt die Augenfarbe. Sie enthält die vegetativ innervierten Mm. sphincter et dilatator pupillae sowie in der Iriswurzel den Müller-Muskel als inneren, zirkulären Teil des M. ciliaris.

### 2.3.5 Linse

Die Linse **(Lens)** ist ein bikonvexer Körper mit etwa 9 mm Durchmesser und 4 mm Dicke. Sie bildet die Grenze zwischen vorderer und hinterer Augenkammer und liegt mit ihrer Rückseite dem Glaskörper an, auf dem sie einen Abdruck, **Fossa hyaloidea,** hinterlässt. Über Zonulafasern ist die Linse am Ziliarkörper befestigt, sodass dessen Spannung auf die Linse übertragen wird.

**KLINIK**
**Katarakt (grauer Star)** Die degenerative Trübung der Linse führt zu einer Einschränkung der Sehschärfe. Betroffene berichten von einem Schleier vor der Linse, der immer dichter wird. Die getrübte Linse kann operativ durch ein künstliches Linsenimplantat ersetzt werden.

### 2.3.6 Glaskörper

Der Glaskörper **(Corpus vitreum)** liegt in der Camera postrema und ist von der bindegewebigen Membrana vitrea umgeben. Er steht in direktem, spaltfreiem Kontakt zur Retina, mit der er jedoch nur hinten am blinden Fleck **(Martegiani-Ring)** und vorn an der Ora serrata **(Salzmann-Glaskörperbasis)** verwachsen ist. Als entwicklungsgeschichtliches Relikt der A. hyaloidea durchzieht der **Cloquet-Kanal** den Glaskörper. Der Glaskörper ist wie die Linse gefäß- und nervenfrei. Sein Quellungszustand bestimmt neben der Kammerwasserproduktion und -resorption den intraokulären Druck.

### 2.3.7 Blinder Fleck

Der blinde Fleck **(Macula: caeca)** ist der Punkt auf der Retina, wo der Sehnerv in den Augapfel eintritt. Als oberflächliche Struktur liegt an dieser Stelle die gelbliche Sehnervpapille **(Discus n. optici).** Hier liegen nur Nervenfasern und keine Fotorezeptoren, sodass kein Bild entsteht, wenn der Fokus auf den blinden Fleck fällt. Normalerweise wird die Lücke im Gesichtsfeld nicht wahrgenommen, da die bildverarbeitenden Hirnregionen die fehlende Bildinformation ausgleichen. Im Inneren der Sehnervpapille teilt sich die A. centralis retinae auf.

### 2.3.8 Gelber Fleck

Der gelbe Fleck **(Macula lutea)** hat einen Durchmesser von ca. 2 mm horizontal und ca. 1 mm vertikal. In der Macula lutea liegen ausschließlich Zapfen, keine Stäbchen oder Gefäße. Das Zentrum bildet die **Fovea centralis,** der Ort des schärfsten Sehens. Alle die Fotorezeptorzellen bedeckenden Schichten sind wie in einem flachen Trichter zur Seite verschoben, sodass das Licht direkt auf die Zapfen treffen kann.

### 2.3.9 Innere Augenmuskeln

Die inneren Augenmuskeln regulieren die Weite der Pupille. Sie werden vegetativ innerviert (➤ Tab. 2.3).

### 2.3.10 Äußere Augenmuskeln

Die äußeren Augenmuskeln **(extraokuläre Muskeln)** lassen sich in 4 gerade Muskeln (Mm. recti) und 2 schräge Muskeln (Mm. obliqui) unterteilen (➤ Tab. 2.4). Bis auf den M. olbiquus inferior

**Tab. 2.3** Innere Augenmuskeln

| Muskel | Lage | Innervation | Funktion |
|---|---|---|---|
| **M. sphincter pupillae** | Kreisförmig um den Rand der Pupille | Parasympathische Neurone aus dem Edinger-Westphal-Kern (Umschaltung im Ganglion ciliare) | Verengung der Pupille **(Miosis)** |
| **M. dilatator pupillae** | Radspeichenartig um den Rand der Pupille | Sympathische Neurone aus dem Centrum ciliospinale (Rückenmarkssegmente C8–Th3, Umschaltung im Ganglion cervicale superius) | Erweiterung der Pupille **(Mydriasis)** |

**Tab. 2.4** Äußere Augenmuskeln

| Muskel | Ursprung | Ansatz am Bulbus | Innervation | Hauptfunktion | Nebenfunktion |
|---|---|---|---|---|---|
| **M. rectus superior** | Anulus tendineus communis | Kraniale Seite | N. oculomotorius (III), R. superior | Blickhebung (Elevation) | Adduktion und Innenrotation |
| **M. rectus inferior** | | Kaudale Seite | N. oculomotorius (III), R. inferior | Blicksenkung (Depression) | Adduktion und Außenrotation |
| **M. rectus medialis** | | Nasale Seite | | Blick nach innen zur Nase hin (Adduktion) | Keine |
| **M. obliquus inferior** | Mediale Orbitawand | Temporale Seite | | **Elevation bei adduziertem Auge** | Außenrotation und Abduktion |
| **M. rectus lateralis** | Anulus tendineus communis | | **N. abducens** (VI) | Blick nach außen zur Schläfe hin (Abduktion) | Keine |
| **M. obliquus superior** | | | N. trochlearis (IV) | **Depression bei adduziertem Auge** | Innenrotation und Abduktion |

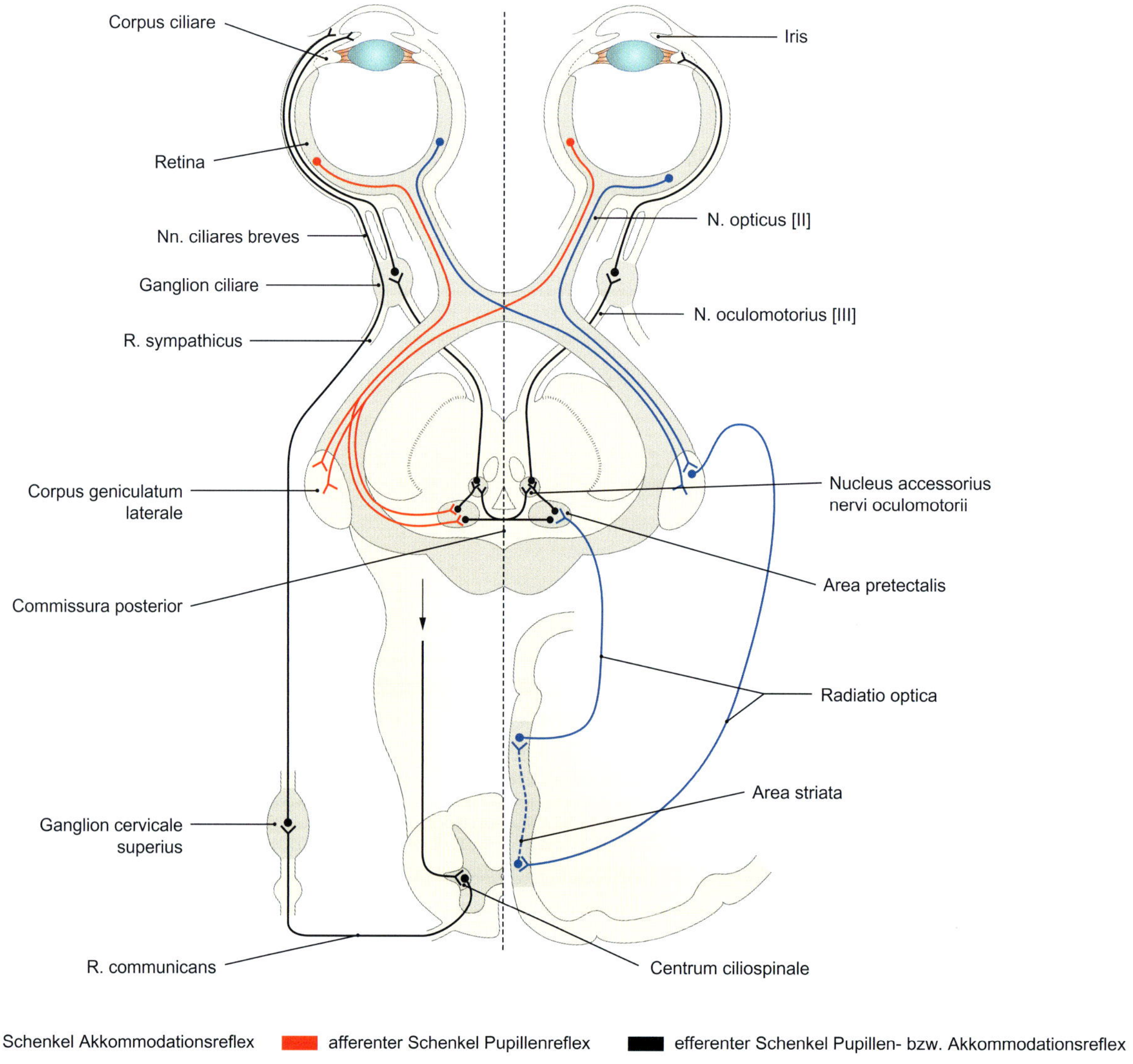


**Abb. 2.4** Äußere Augenmuskeln, Ansicht von oben (M. Hoffmann aus Paulsen/Waschke. Sobotta Atlas der Anatomie. 25. A. 2022 © Elsevier GmbH) [S700-L275]

entspringen alle äußeren Augenmuskeln am **Anulus tendineus communis** (➤ Abb. 2.4).

Alle extraokulären Muskeln bestehen aus 2 gleich starken Teilen, sodass sie zum einen an der die Sclera umgebende Tenon-Kapsel (Stratum bulbare) und zum anderen in der Periorbita (Stratum orbitale) inserieren. Dadurch wird der Augapfel an einem festen Punkt der Orbita fixiert, was eine optimale Muskelwirkung und Bulbusbeweglichkeit gewährleistet.

Der M. obliquus superior wird als einziger extraokulärer Muskel in seinem Verlauf durch eine bindegewebige Schlaufe, die **Trochlea,** umgelenkt, die somit als **Hypomochlion** wirkt.

KLINIK

**Myopie** Wenn der Augapfel zu lang ist, projiziert sich das Bild vor die Netzhaut. Mithilfe einer Streuungslinse kann einem Kurzsichtigen geholfen werden.

**Hyperopie** Der Augapfel eines Weitsichtigen ist zu kurz. Das Bild projiziert sich hinter die Netzhaut. Abhilfe schafft eine Sammellinse.

**Astigmatismus** Als Stabsichtigkeit bezeichnet man eine ungleichmäßige Krümmung der Hornhaut. Sie kann mit Zylindergläsern ausgeglichen werden.

### 2.3.11 Gefäße

#### A. ophthalmica

Die Arterien des Auges entspringen aus der **A. ophthalmica,** einem Ast der Pars cerebralis der A. carotis interna. Sie zieht kaudal des N. opticus durch den Canalis opticus und dann entlang der medialen Orbitawand zum medialen Augenwinkel (➤ Tab. 2.2). Dabei gibt sie folgende Äste ab:

- **A. centralis retinae:** verläuft im N. opticus zur Retina
- **Aa. ciliares posteriores breves:** zum hinteren Teil der Aderhaut (Choroidea)
- **Aa. ciliares posteriores longae:** zum vorderen Teil der Choroidea
- **A. lacrimalis:** zur Tränendrüse
  - Aa. palpebrales laterales: zu Bindehaut und Augenlid
- **A. supraorbitalis:** zur Stirn
- **A. ethmoidalis posterior:** zu den hinteren Cellulae ethmoidales
- **A. ethmoidalis anterior:** zu den vorderen und mittleren Cellulae ethmoidales und zum vorderen Drittel der Nasenhöhle
- **Aa. palpebrales mediales:** zu Bindehaut und Augenlid
- **A. dorsalis nasi:** Endast zum Nasenrücken
  - A. angularis

#### Vv. ophthalmicae

Die venöse Drainage des Auges erfolgt über die **Vv. ophthalmicae superior et inferior** in den Sinus cavernosus bzw. den Plexus pterygoideus. Die Vv. ophthalmicae erhalten u. a. Blut aus dem Augapfel über die V. centralis retinae und mehrere Vv. vorticosae, welche die Sclera hinter dem Äquator durchbohren. Die V. ophthalmica superior anastomosiert am medialen Augenwinkel mit der V. angularis und stellt so eine Verbindung zwischen V. facialis und Sinus cavernosus her.

CHECK-UP

- Aus welchen Schichten besteht der Augapfel?
- Welche Nervenäste bilden den afferenten Schenkel des Kornealreflexes?
- Welcher äußere Augenmuskel bewirkt eine Blicksenkung, wenn der Augapfel in Adduktionsstellung steht?
- Beschreibe in eigenen Worten die arterielle und venöse Versorgung des Auges!

**Jetzt bist du dran!**

**Überblick gewinnen**

Notiere dir ca. 5 Stichwörter aus diesem Unterkapitel.

## 2.4 Zusätzliche Einrichtungen

Christoph Jaschinski

Anatomie

### 2.4.1 Augenlider und Bindehaut

- Oberes und unteres Augenlid **(Palpebra superior et inferior):** sind durch die Lidspalte **(Rima palpebrarum)** voneinander getrennt
- **Saccus conjunctivalis:** Spaltförmiger Bindegewebssack, den die Innenseiten der Augenlider und die Hornhaut des Augapfels bilden, wenn die Lidspalte geschlossen ist. Mit Bindehaut (Tunica conjunctiva) ausgekleidet. Es lassen sich in Abhängigkeit von der bedeckten Struktur **Tunica conjunctiva palpebrarum** und **Tunica conjunctiva bulbi** unterscheiden. Oben und unten gehen die beiden Teile in einem runden Bindehautgewölbe **(Fornix conjunctivae superior et inferior)** ineinander über.
- Form und Festigkeit der Lider beruhen auf den straffen bindegewebigen Lidplatten **(Tarsus superior et inferior)** und den festen Lidbändern **(Ligg. palpebralia mediale et laterale),** die dem M. orbicualris oculi als Ursprung dienen (➤ Tab. 2.5). Tarsi und Ligg. palpebralia ziehen zur Orbitawand.
- Am medialen Augenwinkel liegt die **Plica semilunaris conjunctivae** und medial davon das Tränenwärzchen **(Caruncula lacrimalis).**
- Lidkante **(Limbus palpebrarum):** Auf der vorderen Lidkante (Limbus anterior palpebrarum) sitzen in 3–4 Reihen Augenwimpern (Cilia). Die hintere Lidkante (Limbus posterior palpebrarum) bildet den Übergang zur Bindehaut und liegt dem Augapfel normalerweise an. An den Augenlidern finden sich viele verschiedene Drüsen.

### 2.4.2 Tränenapparat

Der Tränenapparat **(Apperatus lacrimalis)** besteht aus der Tränendrüse und den Tränenabflusswegen.

#### Tränendrüse

Die Tränendrüse **(Glandula lacrimalis)** liegt in der **Fossa glandulae lacrimalis** des Os frontale kraniolateral des Augapfels. Die Sehne des M. levator palpebrae superioris untergliedert die Tränendrüse in einen größeren oberen Teil, **Pars orbitalis,** und einen kleineren unteren Teil, **Pars palpebralis.**

Die Tränendrüse produziert täglich ca. 300–400 ml Tränenflüssigkeit. Sie befeuchtet und reinigt Cornea und vordere Bulbushälfte. Durch den Lidschlag wird die Tränenflüssigkeit verteilt, was die Hornhaut von kleinen Fremdkörpern reinigt und vor Austrocknung schützt. Die Tränenflüssigkeit gleicht kleine Unebenheiten der Hornhautoberfläche aus, damit auf der Netzhaut ein unverzerrtes Bild entstehen kann.

Die Ausführungsgänge der Glandula lacrimalis münden in die Fornix superior des Konjunktivalraums. In Nähe des Oberlidfornix finden sich ähnlich gebaute akzessorische Tränendrüsen **(Gll. lacrimales accessoriae, Krause- oder Wolfring-Drüsen).**

#### Tränenabflusswege

Die Tränenabflusswege beginnen an den Tränenpünktchen **(Puncta lacrimalia)** im Bereich der Papilla lacrimalis auf der oberen und unteren Lidkante. Diese leiten die Tränenflüssigkeit weiter in die Tränenkanälchen **(Canaliculi lacrimales),** die sich zu dem Tränensack **(Saccus lacrimalis)** vereinigen. Vom Tränensack aus zieht der Tränennasengang **(Ductus nasolacrimalis)** durch den Oberkiefer und mündet unter der unteren Nasenmuschel (Concha nasalis inferior) in die Nasenhöhle. Hier wird der Ductus nasolacrimalis durch die **Plica lacrimalis (Hasner-Falte)** ventilartig verschlossen. Die Mündung der Tränenabflusswege erklärt, warum beim Weinen die Nase läuft.

**CHECK-UP**

- Welcher Nerv innerviert den M. levator palpebrae superioris?
- Wo liegt die Tränendrüse?
- Beschreibe den Abflussweg der Tränenflüssigkeit!

**Jetzt bist du dran!**

**Überblick gewinnen**

Notiere dir ca. 5 Stichwörter aus diesem Unterkapitel.

**Tab. 2.5** Muskeln des Lids

| Muskel | Ursprung | Ansatz | Innervation | Funktion |
|---|---|---|---|---|
| **M. levator palpebrae superioris** | Oberhalb des Anulus tendineus communis | Tarsus superior | N. oculomotorius (III) | Öffnung der Lidspalte |
| **M. tarsalis superior** | • Vagina bulbi<br>• Sehne des M. levator palpebrae superioris | Tarsus superior | Sympathische Neurone aus dem Centrum ciliospinale (Rückenmarkssegmente C8–Th3, Umschaltung im Ganglion cervicale superius) | Regulierung der Lidspaltweite |
| **M. tarsalis inferior** | Vagina bulbi | | | |
| **M. orbicularis oculi** | Kopf- und Halsmuskulatur | | | |

## 2.5 Sehbahn

Christoph Jaschinski

### Anatomie

Die Sehbahn beginnt an den Fotorezeptoren der Neuroretina und endet in der primären Sehrinde am Okzipitalpol des Gehirns. Sie besitzt in ihrer Gesamtheit eine **retinotope Gliederung,** d. h., dass auf der Retina nebeneinander abgebildete Punkte auch im weiteren Verlauf der Sehbahn nebeneinander liegen. Allerdings sind Fasern, die dem Retinazentrum entstammen, stärker repräsentiert als Fasern aus der Peripherie.

### 2.5.1 Sehnerv

Der Sehnerv **(N. opticus [II])** entsteht durch den Zusammenschluss aller Axone der Ganglienzellen. Er ist ca. 4 cm lang, hat einen Durchmesser von ca. 5 mm und gliedert sich in 4 Abschnitte:

- **Pars intraocularis:** An der Sehnervpapille (Discus n. optici) verlässt der Sehnerv den Augapfel und zieht durch die Lamina cribrosa sclerae nach dorsal. In der Netzhaut sind die Nervenfasern noch marklos, ab der Sehnervpapille markhaltig.
- **Pars orbitalis:** Längster Teil. Verläuft geschwungen, sodass ausreichend Reserve für Bewegungen des Augenbulbus besteht. In die Pars orbitalis treten während ihres Verlaufs durch den Retrobulbärraum von mediokaudal A. und V. centralis ein. Der Sehnerv tritt durch den Anulus tendineus communis in den Canalis opticus über.
- **Pars intracanalicularis:** Während der N. opticus durch den Canalis opticus des Os sphenoidale zieht, wird er nur von der A. ophthalmica begleitet.
- **Pars intracranialis:** Vor dem Hypophysenstiel queren sich die beiden Sehnerven in der Sehnervenkreuzung (Chiasma opticum).

Auf seinem Weg in Richtung mittlere Schädelhöhle wird der N. opticus als Teil des Gehirns diesem entsprechend von Hüllen umschlossen:

- **Vagina externa n. optici:** Entspricht der harten Hirnhaut (Dura mater). Ist mit dem Periost des Canalis opticus verwachsen und geht ventral in die Sclera über.
- **Vagina interna n. optici:** Entspricht der Spinngewebehaut (Arachnoidea) und der weichen Hirnhaut (Pia mater). Enthält das Spatium intervaginale subarachnoidale (Spatium leptomeningeum), das dem Subarachnoidalraum entspricht und mit den Liquorräumen des Gehirns kommuniziert.

### 2.5.2 Chiasma opticum und Tractus opticus

**Chiasma opticum** Die Fasern der nasalen Retinahälften – ungefähr die Hälfte aller Sehnervenfasern – kreuzen auf die Gegenseite, die Fasern der temporalen Retinahälften jedoch nicht. Ab dem Chiasma opticum bezeichnet man die Sehbahn nicht mehr als Sehnerv, sondern als optischen Strang (Tractus opticus).

**Tractus opticus** Enthält die Sehnervenfasern der kontralateralen Gesichtshälfte, d. h. der linke Tractus opticus entsteht durch die Sehnervenfasern der beiden linken Retinahälften, der rechte durch die Sehnervenfasern der beiden rechten Retinahälften. Im Tractus opticus ziehen die Sehnervenfasern als Radix lateralis zum Corpus geniculatum laterale des Thalamus, als Radix medialis zu den extragenikulären Zentren.

**MERKE**

Die beiden linken Retinahälften entsprechen der rechten Gesichtsfeldhälfte, die beiden rechten bilden die linke Gesichtsfeldhälfte ab.

### 2.5.3 Corpus geniculatum laterale und Radiatio optica

**Corpus geniculatum laterale** Ein Kern des Metathalamus. In ihm werden die Ganglienzellen verschaltet.

**Radiatio optica (Tractus geniculocalcarinus)** Die Fasern des Corpus geniculatum laterale ziehen als Radiatio optica in die primäre Sehrinde.

### 2.5.4 Primäre Sehrinde

Die primäre Sehrinde (Area striata, **Area 17**) liegt beidseits des Sulcus calcarinus am Okzipitalpol des Gehirns. Die obere Gesichtsfeldhälfte projiziert sich auf den Bereich über dem Sulcus calcarinus, die untere Gesichtsfeldhälfte liegt unter diesem. Von der primären Sehrinde ziehen Fasern zur Area parastriata **(Area 18)** und Area peristriata **(Area 19).**

Die Areae 18 und 19 bilden die **sekundäre Sehrinde.** Sie umranden die primäre Sehrinde wie ein Hufeisen und analysieren die Bilder, z. B. Form, Farbe und Bewegung des betrachteten Objekts.

**MERKE**

**Sehbahn:** N. opticus (II) → Chiasma opticum → Tractus opticus → Corpus geniculatum laterale → Radiato optica → Area striata.

### 2.5.5 Extragenikuläre Bahnen

Bezeichnet alle Sehnervenfasern, die vom Chiasma opticum nicht zum Corpus geniculatum laterale ziehen. Dazu zählen:

- **Retinohypothalamische Projektion:** Zweigen direkt im Bereich des Chiasma opticum zum hypothalamischen Ncl. suprachiasmaticus ab. Sie nehmen auf den biologischen Tag-Nacht-Rhythmus Einfluss.
- **Fasern zur Area pretectalis:** Bilden den kleineren Teil der Radix medialis, die zum Ncl. tractus optici und Ncl. pretectalis olivaris sowie zu den Ncll. pretectales medialis, anterior et posterior zieht. Sie beeinflussen Okulomotorik (Konvergenzbewegung) und visuelle Reflexe (Pupillenreflex)
- **Fasern zum Colliculus superior:** Stellen den Hauptteil der Radix medialis. Beeinflussen die Okulomotorik (Foveation).

### 2.5.6 Augenreflexe

#### Pupillenreflex

Fällt Licht in das abgedunkelte Auge, verengen sich sowohl die ipsilaterale als auch die kontralaterale Pupille **(konsensuelle Pupillenreaktion).**

Den afferenten Schenkel dieses Reflexes bildet der N. opticus. Über extragenikuläre Bahnen zieht ein Teil seiner Fasern am Corpus geniculatum laterale vorbei und endet an der Area pretectalis der ipsilateralen Seite. Diese projiziert über die Commissura posterior auf den ipsi- und kontralateralen parasympathischen Kern des N. oculomotorius, Ncl. accessorii n. oculomotorius **(Edinger-Westphal-Kern).**

Diese Neurone bilden den efferenten Schenkel des Reflexbogens und werden im Ganglion ciliare umgeschaltet, bevor sie am M. sphincter pupillae enden.

### Akkommodationsreflex

Bei der Fixierung eines nahen Objekts kontrahiert sich der M. ciliaris. Dadurch entspannen sich die Zonulafasern und die Linse rundet sich aufgrund ihrer Eigenelastizität. Dieser Vorgang – die **Nahakkommodation** – erhöht die Brechkraft.

Den afferenten Schenkel der Nahakkommodation bildet wie beim Pupillenreflex der N. opticus. Im Gegensatz zum Pupillenreflex ziehen die Fasern, die den Akkommodationsreflex vermitteln, über die gesamte Sehbahn bis zur primären Sehrinde und erst von dort zur Area pretectalis der ipsilateralen Seite. Die Area pretectalis sendet wiederum Fasern zum ipsi- und kontralateralen parasympathischen Kerngebiet des N. oculomotorius, Ncl. accessorii n. oculomotorius **(Edinger-Westphal-Kern).** Hier beginnt der efferente Schenkel. Dieser wird im Ganglion ciliare umgeschaltet, bevor seine Fasern am M. ciliaris enden. Bei der Nahakkommodation verengen sich die Pupillen ein wenig, um die Tiefenschärfe zu vergrößern.

**MERKE**
- **Nahakkommodation:** M. ciliaris angespannt, Zonulafasern entspannt – Miosis – Parasympathikus
- **Fernakkommodation:** M. ciliaris entspannt, Zonulafasern angespannt – Mydriasis – Sympathikus

Die **Fernakkommodation** wird durch die Entspannung des M. ciliaris sowie den elastischen Zug der Bruch-Membran der Chorioidea erreicht.

**MERKE**
Der Akkommodationsreflex erfolgt unter Beteiligung der Großhirnrinde. Der Pupillenreflex wird ohne Beteiligung der Großhirnrinde vermittelt.

## 2.5.7 Läsionen der Sehbahn

Läsionen der Sehbahn führen abhängig von ihrer Lokalisation zu charakteristischen Ausfallerscheinungen (➤ Abb. 2.5, ➤ Tab. 2.6).

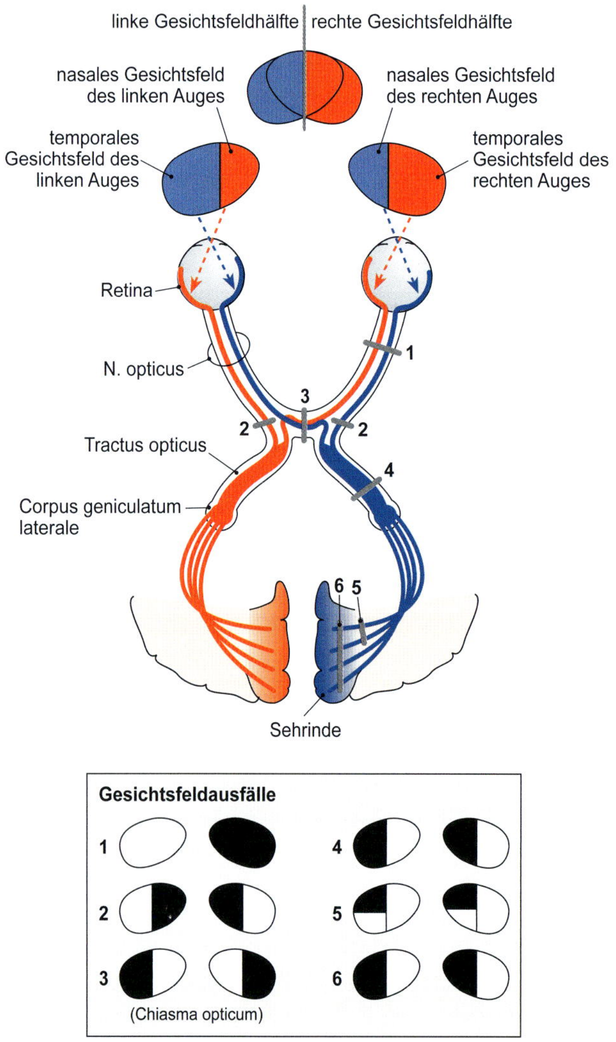


**Abb. 2.5** Gesichtsfeldausfälle [L141]

Tab. 2.6 Läsionen der Sehbahn

| Läsion | Klinisches Bild |
|---|---|
| **Zerstörung des Sehnervs** | Völlige Erblindung (Amaurose) |
| **Mediane Zerstörung des Chiasma opticum** | Heteronyme bitemporale Hemianopsie („Scheuklappen"), z. B. durch Hypophysentumor |
| **Laterale Zerstörung des Chiasma opticum** | Einseitige nasale Hemianopsie, z. B. durch Aneurysma der A. carotis interna |
| **Zerstörung des Tractus opticus** | Ausfall der kontralateralen Gesichtsfeldhälfte (homonyme Hemianopsie) |
| **Komplette Zerstörung der Raditio optica bzw. der Area 17** | Ausfall des gesamten Gesichtsfelds („Rindenblindheit") |
| **Zerstörung der Projektionsfläche des Retinazentrums in Radiatio optica bzw. der Area 17** | Homonymes hemianopisches Zentralskotom |
| **Zerstörung der Area 18 oder 19** | Visuelle Agnosie, d. h. der Patient kann das Gesehene nicht mehr erkennen und zuordnen („Seelenblindheit") |

CHECK-UP

- Beschreibe den Ablauf des Pupillen- und des Akkommodationsreflexes!
- Worin unterscheiden sich die Bahnen der beiden Reflexe?
- Wo muss die Sehbahn geschädigt sein, damit es beidseits zu Ausfällen im lateralen Gesichtsfeld kommt?
- Eine homonyme Hemianopsie rechts ist typisch für welche Sehbahnschädigung?

Jetzt bist du dran!

**Überblick gewinnen**

Notiere dir ca. 5 Stichwörter aus diesem Unterkapitel.

## 2.6 Feinstruktur des Sehorgans

Henrik Holtmann

Histologie

### 2.6.1 Bulbus oculi

#### Äußere Augenhaut

Zur äußeren Augenhaut (Tunica fibrosa bulbi) gehören die Bestandteile Lederhaut und Hornhaut.

**Lederhaut** Die lichtundurchlässige Lederhaut **(Sclera)** besteht aus straffem, geflechtartigem kollagenem Bindegewebe, das Wasser (60–70 % des Gesamtgewichts der Sclera), wenig Bindegewebszellen und amorphe Grundsubstanz enthält. Im hinteren Bereich, an der Durchtrittsstelle des Sehnervs, ist sie wie ein Sieb durchlöchert, weshalb sie hier als **Lamina cribrosa** bezeichnet wird (s. u.). Hier ist die Lederhaut außerdem fest mit der den Sehnerv bedeckenden Dura mater verbunden. Aufgrund des oben genannten speziellen Aufbaus des Bindegewebes ist die Lederhaut lichtundurchlässig und erscheint makroskopisch weiß. Bei geöffnetem Auge scheint sie am Rand der Hornhaut durch die dünne Bindehaut.

**Hornhaut** Die im vorderen Bereich des Auges liegende, lichtdurchlässige **Hornhaut (Cornea)** besteht von außen nach innen aus folgenden Strukturen:

- **Corneaepithel:** Dieses mehrschichtig unverhornte Plattenepithel setzt sich nach lateral in das Epithel der Konjunktiva fort. Zumeist liegen 6 Epithelschichten einer kontinuierlichen Basalmembran auf. Die Zellen sind alle untereinander durch Tight junctions, Zonulae und Maculae adherentes und Gap junctions verbunden. Die Zellen der obersten Lage tragen **Mikroplicae,** die der Haftung des Tränenfilms dienen. Das Epithel regeneriert sich lebenslang narbenfrei jeweils komplett in 7 Tagen aus Stammzellen des **Limbus corneae** (Korneaaußenrand). Es ist dicht mit freien Nervenendigungen besetzt, die Teil der Lidschlussreflexkette sind. Des Weiteren spielt das Epithel eine wichtige Rolle als Diffusionsbarriere für die Tränenflüssigkeit und bietet Schutz gegen eindringende Keime. Es ernährt das Stroma aus dem Tränenfilm und reguliert über den Wassergehalt des Stromas gleichzeitig die Transparenz der Cornea.
- **Lamina limitans anterior (Bowman-Membran):** Sie entspricht der homogen eosinroten und verdickten Lamina fibroreticularis der Basalmembran zwischen Epithel und Stroma.
- **Cornealstroma:** Dickster Bereich der Cornea. Das Stroma besteht einerseits aus reichlich Wasser, das 70–80 % des Gesamtgewichts der Cornea ausmacht, andererseits aus **Keratansulfat-Proteoglykanen,** die reichlich Wasser binden, speziellen Fibroblasten und zu Lamellen gepackten Typ-I-Kollagenfibrillen, die dann zu einem regelmäßigen Gitter angeordnet sind.
- **Lamina limitans posterior (Descemet-Membran):** Besonders aufgebaute Basalmembran, da sie Kollagen Typ VIII enthält. Ihr liegt nach innen zur vorderen Augenkammer hin das Endothel auf.
- **Corneaendothel:** Es handelt sich um eine einschichtige Diffusionsbarriere, die ebenfalls den Wassergehalt und damit die Transparenz des Stromas aufrechterhält.

MERKE

Die Durchsichtigkeit der Cornea erklärt sich durch ihren regelmäßigen, gitterartig ausgerichteten Lamellenaufbau mit einem gleichmäßigen Fibrillendurchmesser von etwa 30 nm und gleichmäßigem Fibrillenabstand. Die Sclera hat einen unregelmäßigen Lamellenbau und ist deshalb weiß und undurchsichtig.

## Mittlere Augenhaut

Zur mittleren Augenhaut (Tunica vasculosa bulbi, Uvea) zählen **Choroidea** (Aderhaut), **Corpus ciliare** (Ziliarkörper) und **Iris** (Regenbogenhaut).

**Choroidea** Der Teil der Uvea, der im dorsalen Bereich des Bulbus liegt und vorn bis zur **Pars plana** des Ziliarkörpers bzw. **Ora serrata** der Retina reicht (> Abb. 2.6). Die Choroidea besteht aus einem dichten Netz elastischer und kollagener Fasern sowie einzelnen Melanozyten. Sie ist durchzogen von Gefäßplexus, die aus Ästen der **Aa. ciliares posteriores breves** gespeist werden und die äußeren Netzhautschichten versorgen. Der innerste Choroidea-Teil ist die **Choriokapillaris,** die Schicht, die die feinsten Blutgefäße der Uvea enthält; ihr Kapillarendothel ist fenestriert. Zwischen Choriokapillaris und retinalem Pigmentepithel befindet sich die ca. 2 µm breite **Bruch-Membran,** deren wesentliche Bestandteile die Basallaminae des Pigmentepithels und der Gefäße sowie elastische Fasern sind. Sie ist der Antagonist des M. ciliaris und liefert eine passive Fernakkommodation.

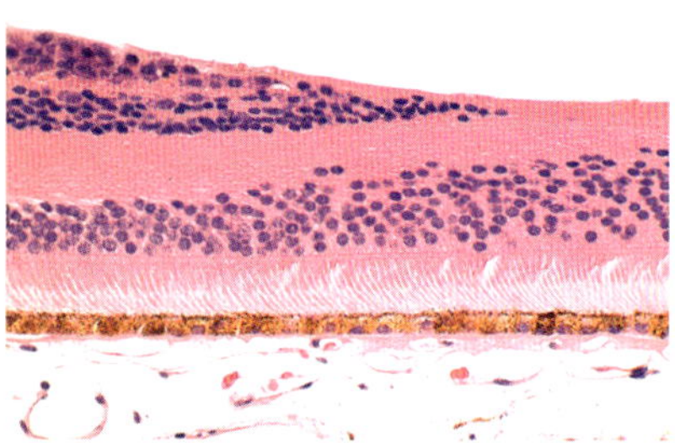

**Abb. 2.6** Fovea centralis (re.) mit zur Seite gedrängtem gewöhnlichem retinalem Schichtenaufbau (li.) und darunterliegender Choroidea (H. E., hohe Vergrößerung) [E1088]

**Corpus ciliare** Der Ziliarkörper beginnt am ventralen Ende der Choroidea und reicht bis zur Iriswurzel. Er besteht aus einer dorsalen Pars plana und einer ventralen Pars plicata. Letztere bildet die **Processus ciliares** (Ziliarfortsätze) und enthält den parasympathisch innervierten glatten **M. ciliaris,** der bei Kontraktion (Dickenzunahme) zu einer Entspannung der Zonulafasern und damit der Nahakkommodation führt.

Zum Kammerwasser ist der Ziliarkörper von einem zweischichtigen Epithel bedeckt, das zum lichtunempfindlichen Teil der Retina gehört. Beide Epithelschichten bilden zusammen das Kammerwasser. Sie sind durch mechanische Kontakte miteinander verbunden. Die zum Kammerwasser gerichtete Schicht ist unpigmentiert; wahrscheinlich werden hier die aus Fibrillin bestehenden Zonulafasern produziert, die den Ziliarkörper mit der Linse verbinden. Die Zellen jener Schicht sind durch Tight junctions verbunden und bilden somit eine dichte Barriere: die Blut-Kammerwasser-Schranke (BKS). Die darunterliegende Schicht ist durch Einlagerung von Melanosomen pigmentiert. Zum Kammerwasser und zum Stroma findet sich jeweils eine Basallamina, auf der die Zellen des Epithels sitzen. Die unter dem Epithel liegenden Kapillaren tragen fenestriertes Endothel.

**Iris** Die lichtundurchlässige Iris als vorderster Teil der Uvea liegt stellenweise der Linse auf und umrahmt eine zentrale Öffnung, die **Pupille.** Diese dient als Blendschutz. Von hinten nach vorn besteht die Iris aus:

- **Hinterem Epithel:** Fortsetzung des unpigmentierten Ziliarkörperepithels, das hier allerdings pigmentiert ist. Teil der lichtunempfindlichen Retina.
- **Vorderem Epithel:** Fortsetzung des pigmentierten Ziliarkörperepithels, das hier ebenso pigmentiert ist. Enthält im lateralen Bereich Myofilamente. Dieser Bereich ist sympathisch innerviert und entspricht dem **M. dilatator pupillae,** der für die Pupillenerweiterung (Mydriasis) zuständig ist. Teil der lichtunempfindlichen Retina.
- **Stroma:** Ist mit Melanozyten, flachen Fibroblasten und Kapillaren mit kontinuierlichem Endothel durchsetzt. Letzteres entspricht hier der BKS. Enthält medial glatte Muskelzellen, die parasympathisch innerviert sind. Stroma und Muskelzellen entsprechen zusammen dem **M. sphincter pupillae.**

**MERKE**

Ist das Irisstroma stark pigmentiert, ist die Augenfarbe eher braun; ist es schwach pigmentiert, ist sie aufgrund der Eigenfarbe des Irisepithels eher blau.

## Innere Augenhaut

Die innere Augenhaut (Retina) setzt sich aus der hinteren lichtempfindlichen **Pars optica** und der vom Ziliarkörper und Iris überziehenden lichtunempfindlichen **Pars caeca** zusammen. Die Grenze zwischen beiden ist die **Ora serrata.** Die Pars optica besteht aus 2 Schichten, die sich aus unterschiedlichen Teilen des Augenbechers ableiten.

**Stratum nervosum** Leitet sich aus dem **inneren Augenbecherblatt** ab. Es enthält die ersten 3 Neurone der Sehbahn, Interneurone, Gliazellen und Blutgefäße:

- **1. Neuron der Sehbahn:** Die 1. Neurone sind die **Fotorezeptorzellen.** Man unterscheidet **Stäbchen-** und **Zapfenzellen.** Beide zeigen einen ähnlichen Aufbau. Die Zellen bestehen aus einem rezeptorischen Fortsatz mit Außen- und Innensegment. Beide Teile sind über eine modifizierte Kinozilie verbunden („9-mal-2+0-Binnenstruktur"):
  - Die Biomembranen des **Außensegments** enthalten die Sehpigmente. Die Außensegmente werden durch Abstoßung und Neuaufbau lebenslang innerhalb von je 10 Tagen erneuert.
  - Das **Innensegment** setzt sich nochmals aus 2 Bestandteilen zusammen: dem außen liegenden **Ellipsoid** und dem innen liegenden **Myoid.** Das Ellipsoid ist mit zahlreichen Mitochondrien gefüllt. Das Myoid enthält v. a. gER, rER und Golgi-Apparat und ist über eine dünne Außenfaser mit dem Perikaryon verbunden. Die Außenfaser ist über Zonulae adhaerentes mit benachbarten Gliazellen verbunden.
  - In Richtung 2. Neuron der Sehbahn besitzen die Fotorezeptorzellen ein kurzes Axon, das in einem Endkolben endet. Über dieses Axon stehen die Rezeptorzellen mit den 2. Neuronen der Sehbahn und Interneuronen in Kontakt.
- **2. und 3. Neuron der Sehbahn:** Die 2. Neurone der Sehbahn sind die **bipolaren Zellen.** Sie nehmen die Informationen der Fotorezeptorzellen auf und geben sie an die ca. 1 Mio. Ganglienzellen, die 3. Neurone der Sehbahn, weiter. Die Axone der 3. Neurone bilden den N. opticus und stehen synaptisch mit den 4. Neuronen der Sehbahn im Corpus geniculatum laterale des Diencephalons in Kontakt.
- **Interneurone:** Die Interneurone dienen der Verschaltung und Bündelung der in den Fotorezeptorzellen aufgenommenen Informationen: **Amakrine Zellen** verbinden einen Teil der bi-

polaren Zellen mit Ganglienzellen, **Horizontalzellen** verbinden Fotorezeptorzellen oder bipolare Zellen jeweils untereinander.
- **Gliazellen:** Neben regulären Astrogliazellen, die retinale Blutgefäße umscheiden, gibt es retinaspezifische Astrogliazellen, die sog. **Müller-Zellen.** Sie bilden eine äußere und innere Gliagrenzmembran an der Retina.
- **Retinale Blutgefäße:** Die Kapillarplexus, die die inneren Netzhautschichten mit Nährstoffen versorgen, entspringen der A. centralis retinae. Sie besitzen kontinuierliches Endothel und die einzelnen Endothelzellen sind durch Tight junctions verbunden. So entsteht die innere Blut-Retina-Schranke.

**MERKE**
Die Retina jedes Bulbus enthält etwa **120 Mio.** Stäbchenzellen und nur **6 Mio.** Zapfenzellen. Stäbchenzellen sind schlank. Ihr Außensegment enthält abgeschlossene, gestapelte und von Biomembranen umschlossene Bläschen. Die Funktion der Stäbchenzellen ist das Hell-Dunkel-Sehen. Zapfenzellen haben eine bauchige Gestalt. Ihr Außensegment enthält eingestülpte Membranen. Funktion der Zapfenzellen ist das Farbsehen.

**Stratum pigmentosum** Leitet sich aus dem **äußeren Augenbecherblatt** ab. Dieses Stratum besteht aus dem einschichtig isoprismatischen Pigmentepithel. Im Zytoplasma enthalten diese Zellen reichlich Melaningranula und Phagolysosomen. Basal sitzen die Pigmentepithelzellen der Bruch-Membran fest auf und umfassen apikal die Außensegmente der Fotorezeptorzellen. Untereinander sind die Zellen durch Tight junctions fest miteinander verschmolzen. Dadurch entsteht die äußere Blut-Retina-Schranke. Das Pigmentepithel dient als Trennschicht zur Uvea hin und absorbiert Streulicht. Des Weiteren ist dieses Stratum an der Verstoffwechselung überalterter, abgestoßener Außensegmente der Fotorezeptoren und deren Sehpigmenten beteiligt sowie am Stoffaustausch zwischen den Gefäßen der Choriokapillaris und den Fotorezeptoren.

**Schichtenaufbau der Retina** Durch die regelmäßige Lage einzelner Bestandteile hat die Retina folgenden 10-schichtigen Aufbau (von der Choroidea zum Glaskörper, ➤ Abb. 2.6):
- **Str. pigmentosum:** Pigmentepithelschicht.
- **Str. neuroepitheliale:** Außen- und Innensegmente der Fotorezeptorzellen.
- **Str. limitans externum: Äußere Gliagrenzmembran,** die durch die Verschmelzung der äußeren Fortsätze der Müller-Zellen über Zonulae adhaerentes mit den Fotorezeptorzellen entsteht.
- **Str. nucleare externum:** Perikarya der Fotorezeptorzellen.
- **Str. plexiforme externum:** Nervenzellfortsätze und Synapsen zwischen den Fotorezeptorzellen, den bipolaren Zellen und den Horizontalzellen
- **Str. nucleare internum:** Perikarya der bipolaren Zellen sowie der Interneurone und der Müller-Zellen.
- **Str. plexiforme internum:** Nervenzellfortsätze und Synapsen zwischen bipolaren Zellen, Ganglienzellen und amakrinen Zellen.
- **Str. ganglionicum (Str. ganglionare n. optici):** Perikarya der Ganglienzellen.
- **Str. neurofibrarum:** Nervenfaserschicht mit den Axonen der Ganglienzellen.
- **Str. limitans internum:** Durch Tight junctions sehr eng ineinander verzahnte innere Fortsätze der Müller-Zellen mit darunterliegender Basallamina. Bildet die **innere Gliagrenzmembran** (grenzt die Retina vom Glaskörper ab).

Bevor das Licht auf die lichtempfindlichen Fortsätze der Fotorezeptorzellen treffen kann, muss es die 8 zuletzt genannten Schichten durchqueren. In der Pars optica retinae gibt es allerdings 2 davon abweichend aufgebaute Bereiche:
- **Macula lutea (gelber Fleck)** mit der in ihr gelegenen **Fovea centralis:** Stelle des schärfsten Sehens: Hier finden sich ausschließlich Zapfenzellen und die inneren Retinaschichten sind ab dem Str. nucleare internum zur Seite verdrängt (➤ Abb. 2.6).
- **Blinder Fleck:** Lateral des gelben Flecks. Hier verlassen die Axone der 3. Neurone der Sehbahn das Auge über die **Papilla nervi optici.** Der oben beschriebene Aufbau der Retina ist hier nicht existent. Die Axone durchbrechen die Sclera an der **Lamina cribrosa** und sind anschließend (als N. opticus) von einer Myelinscheide, gebildet aus Oligodendrozyten, umhüllt.

## Weitere Bestandteile

**Corpus vitreum (Glaskörper)** Es besteht zu 98 % aus Wasser, wenig Hyaluronsäure, Typ-II-Kollagenfibrillen, die vom Epithel der Pars plana des Ziliarkörpers produziert werden, sowie einzelnen Makrophagen **(Hyalozyten).** Der Glaskörper drückt die Retina gegen die Choroidea.

**Linse** Sie ist eigenelastisch, transparent und bikonvex. Ihre stärker gekrümmte Vorderfläche besteht aus kubischen, organellenarmen **Linsenepithelzellen,** die lebenslang teilungsfähig bleiben. Der Rest der Linse setzt sich aus **Linsenfasern** und extrem wenig EZM zusammen, die den Hauptteil der Linse bilden. Bei den Fasern handelt es sich um vitale, häufig kern- und organellenlose längliche Zellen, die viel sog. **Kristallin** (Protein) enthalten und zu 60–70 % aus Wasser bestehen. Sie gehen aus den Linsenepithelzellen hervor.

Die lebenslang neu entstehenden Linsenfasern wandern in Richtung **Äquator,** den zum Ziliarkörper gerichteten Teil der Linse, und werden durch neu entstehende Fasern in die Tiefe der Linse verdrängt. Hierdurch entsteht zunehmend ein verdichteter zentraler **Linsenkern** und eine diesen umgebende Schichtung jüngerer Linsenfasern, die **Linsenrinde.**

Nach außen wird die Linse von einer besonders dicken Basallamina überzogen, der **Linsenkapsel.** In diese strahlen am Äquator die **Zonulafasern** ein (bestehen aus **Fibrillin-1**).

**Augenkammern** Man unterscheidet:
- **Hintere Augenkammer:** Sie wird anterior von der Iris, medial von der Linse, posterior vom Glaskörper und lateral vom Ziliarkörper begrenzt.
- **Vordere Augenkammer:** Sie wird nach posterior von Iris und Linse und nach anterior von der Hornhaut umschlossen.

In den Augenkammern befindet sich das dem Liquor cerebrospinalis ähnliche **Kammerwasser,** das vom Ziliarepithel gebildet und in die hintere Augenkammer abgegeben wird. Es fließt durch den schmalen Spalt zwischen Iris und Linse in die vordere Augenkammer. Dort wird es entweder zwischen den von Corneaendothel überzogenen Trabekeln **(Fontana-Räume)** zwischen Iris, Sclera und Cornea im **Schlemm-Kanal (Sinus venosus sclerae)** im Kammerwinkel resorbiert und in episklerale Venen abgeleitet oder es fließt über den Extrazellularraum von Sclera und Uvea in **Vortexvenen** (episklerale Venen) ab. Durch einen etwas höheren **Augeninnendruck** (15 mmHg) im Vergleich zum Druck in den Vortexvenen (< 10 mmHg) wird der Abfluss des Kammerwassers aufrechterhalten.

## 2.6.2 Hilfseinrichtungen des Sehorgans

### Augenlider (Palpebrae)

Grundgerüst der Lider (➤ Abb. 2.7) ist der **Tarsus** (Lidplatte) aus straffem geflechtartigem Bindegewebe, der den Lidern Form und Stabilität verleiht. Am Tarsus setzt glatte sympathisch innervierte Muskulatur an, die **Mm. tarsales superior et inferior.** Darüber hinaus findet sich über nahezu der gesamten Länge des Lids willkürlich innervierte Skelettmuskulatur in Form des **M. orbicularis oculi** (Innervation: N. facialis), der den Lidschluss ausführt. Außerdem strahlt am Oberlid zusätzlich die Sehne eines willkürlich innervierten Skelettmuskels in den Tarsus ein (**M. levator palpebrae,** Innervation: N. oculomotorius).

Die äußere Oberfläche der Augenlider ist von mehrschichtig verhorntem Plattenepithel bedeckt, die Innenseite von Bindehaut. An der Lidkante gehen beide Epitheltypen ineinander über. Hier finden sich nach anterior gerichtete Haare, die Wimpern **(Ciliae).** Am Augenlid lassen sich verschiedene Drüsen unterscheiden:

- **Wimperndrüsen** (Gll. ciliares, **Moll-Drüsen**): Sie liegen zwischen den Wimpern und sind apokrine Schweißdrüsen.
- **Talgdrüsen** (Gll. sebaceae, **Zeis-Drüsen**): Holokrine Drüsen, die der Einfettung der Wimpern dienen.
- **Lidplattendrüsen** (Gll. tarsales, **Meibom-Drüsen**): Ebenfalls holokrine Talgdrüsen. Sind die größten Drüsen der Augenlider und in das Bindegewebe des Tarsus eingelagert. Ihre Ausführungsgänge münden unabhängig von Haarfollikeln in der Nähe der hinteren Lidkante auf die Oberfläche der Lidinnenseite. Ihr Sekret bildet die Lipidschicht des Tränenfilms.

Die Bindehaut **(Konjunktiva)** überzieht die Innenseite des Augenlids und geht an der Basis des Lids im **Fornix conjunctivae** superior et inferior (Bindehautumschlagfalten) – der Lidbeweglichkeit dienende Reservefalten – in die Bindehaut des Bulbus über. Die Bindehaut des Bulbus reicht bis zum **Limbus corneae.** Sie trägt ein überwiegend mehrschichtig plattes bis isoprismatisches Epithel, in das einige Becherzellen eingestreut sind. Im Fornix ist es mehrschichtig hochprismatisch und enthält viele Becherzellen, die Muzine für den Tränenfilm bilden. Die dünne Lamina propria der Bindehaut enthält wenige Kapillaren mit einzelnen Lymphozyten und Plasmazellen.

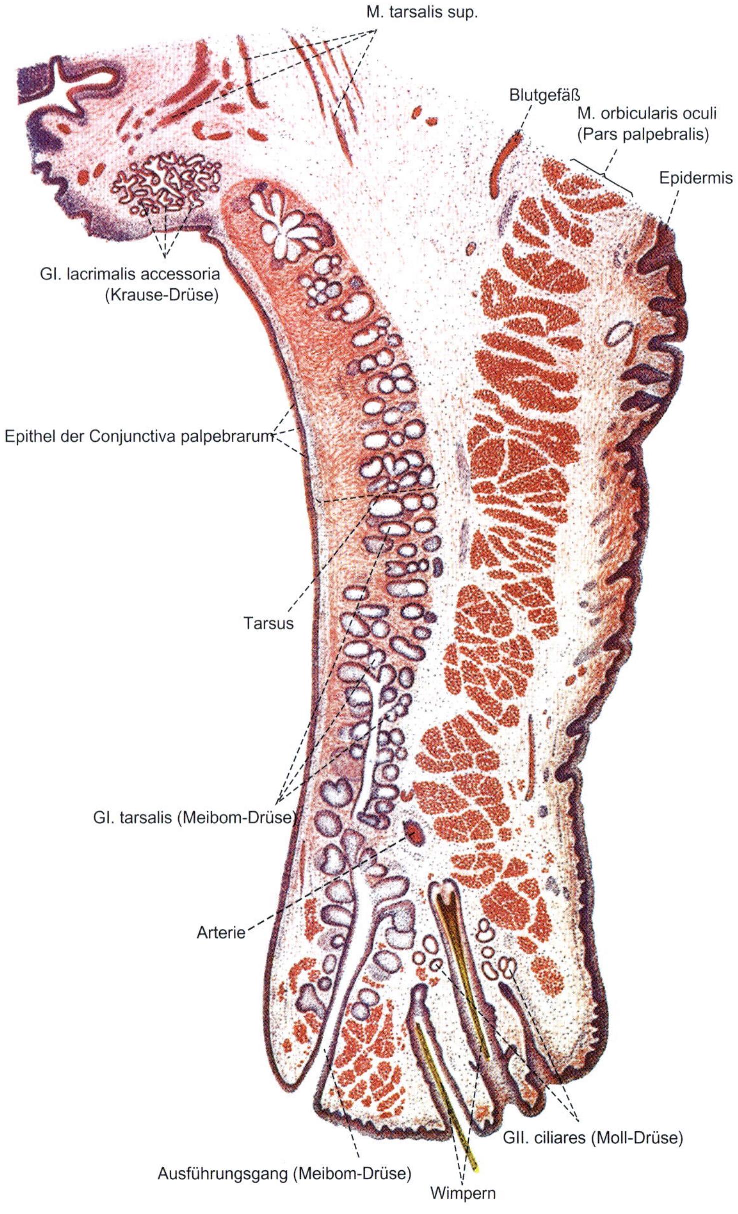


**Abb. 2.7** Augenlid (Nachzeichnung H. E., 17-fach) (Sobotta: Histologie. Urban & Schwarzenberg, München – Wien – Baltimore., 5. Aufl., 1997) [S018]

## Tränendrüsen

Die Haupttränendrüsen, die **Gll. lacrimales,** sind verzweigte Drüsen mit weiten tubuloalveolären, rein serösen Endstücken. Die Endstückzellen sind von Myoepithelzellen unterlagert und im Stroma um die Endstücke finden sich reichlich IgA-produzierende Plasmazellen. Die Drüsen besitzen ein sehr einfach gebautes Ausführungsgangsystem (**ohne** Streifen- und Schaltstücke) und münden mit jeweils ca. 10 Ausführungsgängen in den oberen Fornix conjunctivae. In Nähe des Oberlidfornix finden sich ähnlich gebaute akzessorische Tränendrüsen, die **Gll. lacrimales accessoriae (Krause-Drüsen).**

**Funktion der Tränendrüsen** Die Tränendrüsen sind parasympathisch innerviert. Sie produzieren die isotone Tränenflüssigkeit, die hauptsächlich Wasser und daneben Muzine, NaCl, **bakterizide Enzyme** wie Defensine, Laktoferrin und Lysozym sowie **transzytotisches IgA** enthält. Die Tränenflüssigkeit ernährt die Cornea und schützt sie vor Austrocknung und Bakterien. Bei Bewegung des Bulbus ermöglicht die Flüssigkeit Gleitvorgänge.

## Tränenfilm

Der Tränenfilm ist dreischichtig. Von außen nach innen besteht er aus:

- Wässriger Schicht: Sie wird von den Haupt- und akkzessorische Tränendrüsen hergestellt.
- Lipidschicht: Sie wird von den Meibom-Drüsen produziert. Funktion ist die Stabilisierung des Tränenfilms und der Schutz der wässrigen Phase gegen schnelle Verdunstung.
- Muzinschicht: Sie wird von den Becherzellen der Konjunktiva synthetisiert.

**CHECK-UP**

- Beschreibe den zehnschichtigen Aufbau der Retina!
- Was sind die histologisch differenzierbaren Bestandteile der Cornea?
- Nenne wichtige histologische Differenzialdiagnosen zu den Tränendrüsen. Wie lassen sich diese dennoch unterscheiden?

**Jetzt bist du dran!**

**Überblick gewinnen**

Notiere dir ca. 5 Stichwörter aus diesem Unterkapitel.

## Jetzt bist du dran!

### Zeichenaufgabe

Zeichne eine Seitenansicht eines Auges. Welche Eigenschaften besitzen die einzelnen Strukturen? Welche Strukturen begrenzen die Augenhöhle? Wie wird das Auge mit Blut versorgt?
Notiere dir auch die Eigenschaften der Feinstruktur der Strukturen. Wie ist die Retina aufgebaut?
Zeichne das Auge jetzt von vorn. Wo setzen die Augenmuskeln an? Welche Bewegung führen sie aus? Zeichne auch den Tränenapparat mit ein.

### Anregungen zur weiteren Wiederholung

Zeichne den Weg des Sehreizes vom Sehnerv bis zur Sehrinde.
Was ist das Besondere am Chiasma opticum? Wie laufen die Augenreflexe ab?
Welche Auswirkungen haben Läsionen der Sehbahn?

### Überblick gewinnen

Nutze deine gesammelten Stichwörter für eine Mindmap oder eine gegliederte Stichwortliste.

KAPITEL

# 3 Sehen

Physiologie

## 3.1 Dioptrischer Apparat

Gregor Däubler

Physiologie

### 3.1.1 Physikalische Grundlagen

#### Licht

Das Auge ist ein hochkomplexes optisches System und das zentrale Sinnesorgan des Menschen. Es dient der Wahrnehmung von sichtbarem Licht. Der adäquate Reiz ist **elektromagnetische Strahlung** im Bereich der Wellenlängen 380 nm (blau) bis 780 nm (rot). Elektromagnetische Strahlen außerhalb dieses Frequenzbereichs sind schädlich für Auge und Netzhaut. Deshalb wird kurzwellige UV-Strahlung von Hornhaut und Linse abgefangen, langwellige Infrarotstrahlung durchdringt das Auge und wird dann vom melaninhaltigen Pigmentepithel absorbiert. Das ist notwendig, um die korrekte Funktion des visuellen Systems (funktionelle Einheit von Auge, Netzhaut und beteiligter Hirngebiete) zu gewährleisten.

#### Farben

**Subtraktive Farbmischung** Wie im Malkasten werden die wahrgenommenen Farbspektra reflektiert, die nicht wahrgenommenen absorbiert (subtrahiert): Rot + Gelb → Orange etc. Addition Grundfarben: Blau + Gelb + Rot → Schwarz.
**Additive Farbmischung** Wie im Auge werden die Anteile des Farbspektrums wahrgenommen, die den Filter passieren: Grün + rot → Gelb etc. Addition Grundfarben: Blau + Grün + Rot → Weiß.

#### Geometrische Optik

Das menschliche Auge (➤ Abb. 3.1) lässt sich als ein **zusammengesetztes optisches System** beschreiben, das aus hintereinandergeschalteten Linsen (Cornea, Linse) und anderen lichtbrechenden Elementen wie dem Glaskörper besteht. Diese funktionelle Einheit wird auch als **dioptrischer Apparat** bezeichnet. Dabei gelten mit leichten Einschränkungen (z. B. Cornea in der Mitte dünner als außen, Linse mit variabler Brechkraft) die Gesetze der geometrischen Optik.
**Linsen** **Sammellinsen** sind konvex oder bikonvex geformte Prismen, die parallel einfallendes Licht bündeln und zur optischen Achse hin brechen. Sie bündeln Licht in einem Brennpunkt. **Zerstreuungslinsen** sind (bi-)konkav und brechen einfallendes Licht von der optischen Achse weg.

**MERKE**
- Konvex: wie ein Berg nach außen gewölbt
- Konkav: wie ein Tal nach innen gewölbt

**Optische Achse** Die optische Achse ist die ideale Gerade, die durch die Krümmungszentren der Linsenoberfläche verläuft und gleichzeitig eine Symmetrieachse darstellt.
**Hauptebene** Die Hauptebene H ist die Achse innerhalb der Linse, die sich durch Verlängerung der ausfallenden Strahlen bis zu ihren Schnittpunkten mit den einfallenden konstruieren lässt. Wenn man analog die einfallenden Strahlen verlängert, erhält man eine zweite Hauptebene vor der Linse (H‘). Die Hauptebene kann man sich als ideale Linie vorstellen, welche die theoretische optische Mitte darstellt, also die Ebene einer Linse, in der das Licht tatsächlich gebrochen wird. Dieses theoretische Konstrukt wird nötig, weil die Augenlinse eine dicke Linse ist, was die Lichtbrechung im Vergleich mit einer dünnen Linse verändert.
**Brennpunkt** Der Punkt auf der optischen Achse, in dem sich die gebrochenen Lichtstrahlen schneiden, wird als Fokus oder Brennpunkt bezeichnet. Er liegt bei konvexen Sammellinsen hinter der Linse, bei konkaven Zerstreuungslinsen als virtueller Fokus vor ihr.
**Brennweite (f)** Der Abstand des Brennpunkts von der Hauptebene. Wird in Metern angegeben.
**Brechwert (D)** Der Kehrwert der Brennweite kennzeichnet die Brechkraft einer Linse oder eines optischen Systems. Wird in Dioptrien (dpt = l/m) $\frac{1}{m}$ angegeben. **Sammellinsen** haben einen **positiven, Zerstreuungslinsen** einen **negativen** Brechwert.

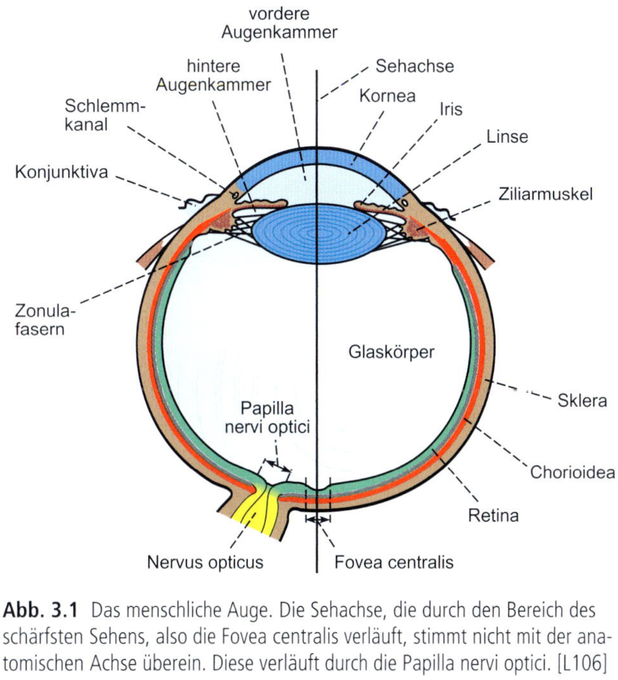


**Abb. 3.1** Das menschliche Auge. Die Sehachse, die durch den Bereich des schärfsten Sehens, also die Fovea centralis verläuft, stimmt nicht mit der anatomischen Achse überein. Diese verläuft durch die Papilla nervi optici. [L106]

**Brechungsindex (n)** Wird benutzt, um die Lichtbrechung an der Grenzfläche zweier lichtbrechender Medien zu berechnen, z. B. von Luft zu Wasser. Je größer der Unterschied der Brechungsindizes, desto größer die Lichtbrechung an der Grenzfläche. Mit dem Snellius-Brechungsgesetz können Einfalls- und Ausfallswinkel des Lichtstrahls berechnet werden:

$$\left(\frac{\sin[\text{Einfallwinkel}]}{\sin[\text{Ausfallwinkel}]}\right) = \frac{n_1}{n_2}$$

**MERKE**
- $n_{Luft} = 1$
- $n_{Wasser} = 1{,}33$

**Gegenstandsweite (g)** Die Entfernung des abgebildeten Objekts von der Hauptebene (m).
**Bildweite (b)** Die Bildweite (m) ist der Abstand des Bilds (z. B. der Abbildung auf der Retina) von der Hauptebene. Bei bekannter Bild- und Gegenstandsweite kann der Brechwert oder auch die Brennweite mithilfe der einfachen Linsengleichung berechnet werden:

$$\frac{1}{f} = \frac{1}{b} + \frac{1}{g}$$

Bei sehr großer Entfernung („unendliche Entfernung" → parallel einfallende Lichtstrahlen) des betrachteten Objekts geht l/g $\frac{1}{g}$ gegen null und kann vernachlässigt werden. Die Brechkraft oder Brennweite kann dann direkt aus der Bildweite berechnet werden.
**Knotenpunkt** Jeder Punkt des abgebildeten Objekts korrespondiert mit einem Punkt des Bilds auf der Retina. Verbindet man alle diese Punkte, schneiden die Geraden die optische Achse in einem Punkt: dem Knotenpunkt. Dieser hat nichts mit dem Brennpunkt zu tun. Bei parallelem Lichteinfall existiert kein Knotenpunkt.

**MERKE**
Ein Objekt, das unter einem Sehwinkel von $\alpha = 1°$ wahrgenommen wird, nimmt auf der Retina ca. 0,3 mm ein.

## 3.1.2 Optische Abbildung im Auge

### Reduziertes Auge

Das Auge ist ein zusammengesetztes optisches System mit mehreren lichtbrechenden Oberflächen, die in einem komplexen Apparat zusammengefasst sind. Um die einzelnen optischen Parameter leichter zu berechnen, dient ein Modell, das nur von einem lichtbrechenden Element ausgeht. Als Brechungsindex des Augeninneren wird vereinfachend der von Wasser angenommen (➤ Abb. 3.2).

Im menschlichen Auge trägt die Cornea mit einem Brechwert von 43 dpt den größten Teil zur Brechkraft des gesamten Systems bei. Die variable Brechkraft der Linse reicht von **19 dpt** (fernakkommodiert) bis 31 dpt (nahakkommodiert). Weil der Glaskörper einen leicht negativen Brechwert hat, beträgt die Gesamtbrechkraft des Auges in Ruhe (fernakkommodiert) **59 dpt.** Die Brennweite beträgt damit:

$$\frac{1}{59}\text{dpt} = 17\text{ mm}$$

### Abbildungsfehler

Im Gegensatz zu den Idealsystemen, die in der geometrischen Optik betrachtet werden, ist der dioptrische Apparat nicht perfekt und unterliegt physiologischen und pathologischen Prozessen, welche die Abbildungsqualität beeinflussen. Außerdem existieren physikalische Faktoren, welche die Sehschärfe und -qualität limitieren.

**Morphologie der Rezeptoren** Weil Stäbchen und Zapfen weder rund noch beliebig klein sein können, begrenzt ihre Dichte in der Netzhaut das Auflösungsvermögen.
**Lichtbeugung** Durch die am Rand der Pupille stärkere Lichtbeugung wird ein punktförmiger Lichtstrahl nicht als Punkt, sondern als Oval abgebildet.
**Sphärische Aberration** Weil Lichtstrahlen umso stärker zur optischen Achse hin gebrochen werden, je weiter sie von ihr entfernt sind, entstehen unscharfe Abbildungen. Als Korrekturmechanismus ist der Brechwert der Linsenmitte etwas geringer als außen. Bei Tageslicht fällt dieser Effekt außerdem kaum ins Gewicht, weil die Pupille so eng ist, dass die Randbereiche der Linse gar nicht an der Lichtbrechung teilnehmen. Folglich kommt es v. a. bei geringem Lichteinfall und größerem Pupillendurchmesser zu unscharfen Abbildungen.
**Chromatische Aberration** Lichtstrahlen unterschiedlicher Wellenlänge werden unterschiedlich stark gebrochen. Vor allem Licht im kurzwelligen Bereich wird stärker gebrochen. Dies ist jedoch funktionell weniger bedeutend.
**Streuung** Im Idealfall ist der Glaskörper ein homogenes Gebilde ohne Einschlüsse. Mit zunehmendem Alter treten jedoch Trübun-

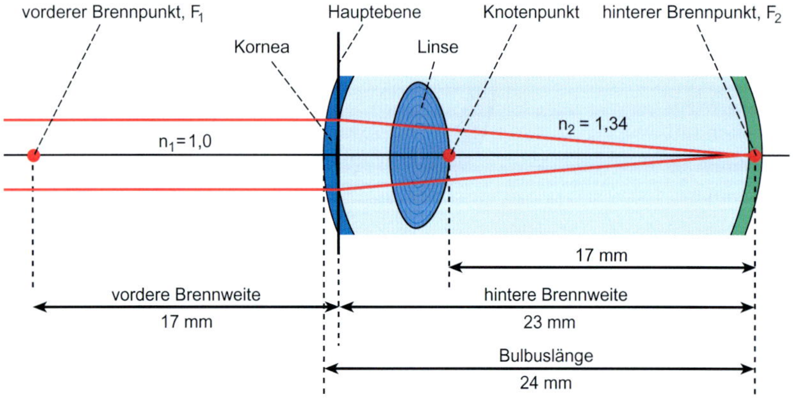


**Abb. 3.2** Reduziertes Auge. Auch die Brechungsindizes der verschiedenen lichtbrechenden Elemente im Auge sind hier auf einen einzigen reduziert. [L106]

gen durch Kondensation von Kollagenfibrillen auf und beeinflussen die Abbildungsqualität (Mouches volantes, frz. für „fliegende Mücken").

**Blinder Fleck** Die **Papilla n. optici** bezeichnet den Austrittsort des Sehnervs aus dem Auge. An dieser ca. 15° temporal der Gesichtfeldmitte gelegenen Stelle befinden sich **keine Fotorezeptoren,** ein hierhin projiziertes Objekt kann folglich nicht wahrgenommen werden.

**KLINIK**

**Ophthalmoskopie** Die Augenspiegelung und Darstellung des **Augenhintergrunds** ist Teil der augenärztlichen und neurologischen Routinediagnostik. Der Augenhintergrund ist die einzige nicht invasiv zugängliche Stelle des Körpers, an der pathologische Veränderungen des Gefäß- und Nervensystems frühzeitig rein optisch festgestellt werden können. Sichtbar sind Äste der A. und V. centralis retinae sowie die Papilla n. optici (Austritt N. opticus, blinder Fleck) und die Macula lutea (Stelle des schärfsten Sehens, gelber Fleck).

### Akkommodation

**Akkommodationsbreite (A)** Um nahe wie ferne Gegenstände scharf auf der Retina abzubilden, muss es möglich sein, die Brechkraft des dioptrischen Apparats den Erfordernissen anzupassen. Das geschieht durch eine Änderung der Linsendicke und damit des Brechwerts. Diese Anpassung heißt **Akkommodation,** die maximal mögliche Brechkraftänderung **Akkommodationsbreite.** Sie ist die Differenz der Brechwerte für Nahpunkt (DN) und Fernpunkt (DF), also der Punkte in Nähe bzw. Ferne, bei denen gerade noch scharf gesehen werden kann:

$$A = D_N - D_F$$

Die Berechnung der Akkommodationsbreite ist für die Korrektur von Fehlsichtigkeiten von großer Bedeutung. Falls eine Korrekturlinse vorgesetzt wird, verändert sich Fern- oder Nahpunkt, **nicht** aber die Akkommodationsbreite. Diese sinkt von 10–15 dpt im Kindesalter auf Werte von 2 dpt im Alter.

**Mechanismus** Die Linse besitzt eine hohe Elastizität und hat deshalb die Tendenz, eine kugelförmige Form anzunehmen. Dem wirken die Zonulafasern entgegen, die am Linsenäquator ansetzen und sie durch ihren Zug abflachen. Dieser Vorgang spielt sich v. a. an der Vorderfläche der Linse ab. In diesem Fall ist die Brechkraft der Linse gering, es besteht eine **Fernakkommodation.** Die Spannung der Zonulafasern kann durch Anspannung des M. ciliaris vermindert werden. Dann überwiegen die elastischen Rückstellkräfte der Linse: Sie wird runder, die Brechkraft erhöht sich und es stellt sich eine **Nahakkommodation** ein.

**Ruhepunkt** Der M. ciliaris wird zu einem geringen Teil sympathisch, jedoch überwiegend **parasympathisch** versorgt. Deshalb ist der Tonus der Zonulafasern gering, die Linse kann sich abkugeln und das Auge ist folglich nahakkommodiert. Der Nahpunkt, der in diesem Fall fokussiert wird, heißt Akkommodationsruhepunkt und liegt etwa 0,5–2 m entfernt. Bei Sympathikusaktivierung sinkt der Tonus des M. ciliaris, der Tonus der Zonulafasern steigt, die Linse wird abgeflacht und das Auge ist **fernakkommodiert.** Dieser Effekt wird allerdings eher durch eine Hemmung der parasympathischen als durch eine Steigerung der sympathischen Innervation erreicht.

**KLINIK**

Den Gegensatz zur Normalsichtigkeit (Emmetropie) bilden die verschieden, sehr verbreiteten Formen der Fehlsichtigkeit (Ametropien, auch Refraktionsanomalien genannt).

**Astigmatismus (Stabsichtigkeit)** In vielen Fällen ist der Brechwert der Cornea in vertikaler größer als in horizontaler Richtung (regulärer Astigmatismus). Bis zu einem Wert von 0,5 dpt gilt ein solcher Abbildungsfehler als physiologisch, ansonsten kann er durch astigmatische, **zylindrische Brillengläser** korrigiert werden. Nahezu unmöglich ist das beim irregulären Astigmatismus, der durch eine unebene, narbige Cornea hervorgerufen wird. Am ehesten können Kontaktlinsen dazu beitragen, wieder eine ebene Hornhautoberfläche herzustellen.

**Myopie (Kurzsichtigkeit)** In diesem Fall ist das Auge im Verhältnis zur Brennweite zu lang, ein scharfes Bild entsteht bereits vor der Netzhaut. Daher finden Zerstreuungslinsen (konkave Brillengläser, negativer Brechwert) Verwendung.

**Presbyopie (Alterssichtigkeit)** Im Alter nimmt die Akkommodationsbreite stark ab, ca. 0,75 dpt in 5 Jahren. Das liegt einerseits am lebenslang anhaltenden Wachstum der Linse. Da sie fest von der straffen Linsenkapsel umschlossen ist, verdichtet sich ihr Kern und verändert die optischen Eigenschaften. Zum anderen verringert sich gleichzeitig ihre Verformbarkeit, sodass die Akkommodationsbreite stark nachlässt. Das Auge kann also die Brechkraft für nahe Gegenstände nicht mehr aufbringen, das System muss mit einer Sammellinse (konvexe Brillengläser, positiver Brechwert) angepasst werden.

**Hyperopie (Weitsichtigkeit)** Im Gegensatz zur Alterssichtigkeit ist nicht die altersbedingte Verringerung des Akkommodationsbereichs ausschlaggebend. Stattdessen ist das Auge in Relation zur Brennweite zu kurz, korrigiert wird wie bei der Presbyopie mit Sammellinsen.

## 3.1.3 Pupille

### Funktion

Die Pupille ist eine runde, größenvariable (ø 2–8 mm) Öffnung der Iris. Die Pupillenmuskulatur reguliert die Lichtmenge, die durch die Pupille auf die Netzhaut fällt. Das ist notwendig, um Kontrast und Schärfe zu maximieren und die Retina vor fototoxischen Einwirkungen zu schützen. Gleichzeitig ist die Tiefenschärfe umso höher, je kleiner die Pupille ist. Damit entspricht die Pupille im optischen System des Auges einer Aperturblende, die je nach Lichteinfall geöffnet oder geschlossen wird, um die retinale Belichtung möglichst konstant zu halten.

**MERKE**

- **Mydriasis:** Pupillenerweiterung
- **Miosis:** Pupillenverengung

### Lichtreaktion

Die Pupille verengt oder erweitert sich innerhalb einer sehr kurzen Latenzzeit von 200–500 ms. Diese Lichtreaktion geschieht unwillkürlich und wird in vielen klinischen Bereichen routinemäßig geprüft. Die entscheidenden Kerne befinden sich im Mesencephalon: die **Area praetectalis** im dorsalen, der Ncl. Edinger-Westphal im rostralen Mittelhirn.

**Afferente Bahn** Retina → N. opticus → Chiasma opticum → Corpus geniculatium laterale → Area praetectalis.

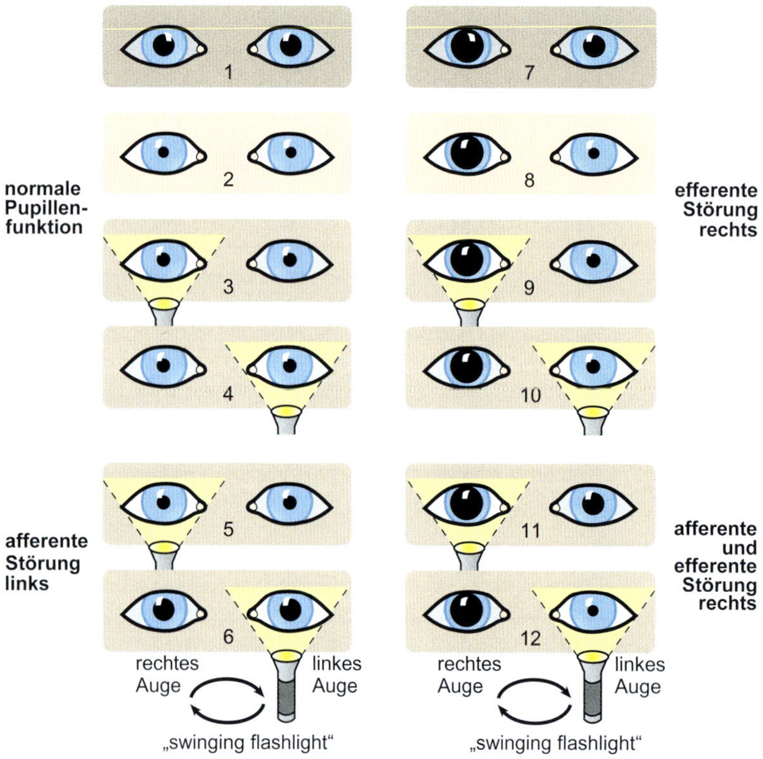


**Abb. 3.3** Swinging-Flashlight-Test. **1–4:** Normalbefund, Pupillen gleich weit (Isokorie), reagieren konsensuell und direkt. **5–6:** Afferente Störung links, da die linke Pupille nur konsensuell, aber nicht mehr direkt auf Licht reagiert. Völliges Fehlen der direkten Lichtreaktion im Fall einer Amaurose (Erblindung). **7–10:** Efferente Störung rechts, Pupillen unterschiedlich weit (Anisokorie), rechte Pupille reagiert gar nicht (Pupillenstarre). **11–12:** Afferente und efferente Störung rechts, konsensuelle Reaktion der linken (!) Pupille schwächer als direkte Lichtreaktion, Pupillenstarre rechts. [L106]

**Efferente Bahn** Area praetectalis → Ncl. Edinger-Westphal → parasympathische Fasern → Ganglion ciliare, Umschaltung → N. oculomotorius → M. dilatator pupillae.

Dieser Regelkreis optimiert die Belichtung der Retina durch Anpassung der Pupillenweite. Weil in der Area praetectalis auch kontralaterale Projektionen gemeinsam verschaltet werden, zeigt auch das unbelichtete Auge eine Lichtreaktion. Man unterscheidet:

- **Direkte Lichtreaktion** (Mydriasis des beleuchteten Auges, ipsilateral)
- Indirekte, **konsensuelle Lichtreaktion** (Mydriasis des unbeleuchteten Auges, kontralateral)

Anhand dieser Mechanismen lassen sich mit einem einfachen Test afferente und efferente Störungen der Pupillenlichtreaktion unterscheiden (➤ Abb. 3.3).

### Nahreaktion

Die Pupille passt sich im Sinne einer **Konvergenzreaktion** der Akkommodation des Auges an. Das bedeutet, dass sie sich bei Nahakkommodation verengt. Dadurch wird bei Tätigkeiten im Nahfeld (z. B. Lesen) die Tiefenschärfe erhöht, während die Augen leicht einwärts gestellt werden, um ein nahes Objekt zu fixieren. Die entgegengesetzte Bewegung heißt entsprechend **Divergenzreaktion.**

### Vegetative Einflüsse

Die Kontrolle der Pupillenweite wird vom vegetativen Nervensystem übernommen.

**KLINIK**

**Horner-Syndrom** Das Horner-Syndrom ist durch einen **Ausfall** des **Sympathikus** bedingt. Kennzeichen ist die Trias von **Miosis** (Ausfall des M. dilatator pupillae), **Ptosis** (herabhängendes Lid durch Ausfall des M. tarsalis) und **Enophthalmus** (eingesunkenes Auge durch Ausfall des M. orbitalis).

**Katarakt (Grauer Star)** Eine in der Regel altersbedingte **Eintrübung** der **Linse.** Einzige Therapiemöglichkeit ist die Entfernung der Linse und Ersatz durch eine Kunstlinse – ein Routineeingriff und die am häufigsten durchgeführte Operation weltweit.

## 3.1.4 Augeninnendruck

### Kammerwasser

Das Kammerwasser (Humor aquosus) füllt die hintere und vordere Augenkammer aus. Es dient v. a. der Ernährung der gefäßfreien Linse und des Corneaendothels. Das Kammerwasser unterscheidet sich in seiner Zusammensetzung kaum vom Plasma, da es ein **Ultrafiltrat** ist. Es wird unter Beteiligung der **Karboanhydratase** von den Fortsätzen der Ziliarepithelzellen in der hinteren Augenkammer abgegeben und gelangt durch die Pupille in die vordere Kammer. Dort wird es über den Schlemm-Kanal im venösen Trabelwerk des Kammerwinkels (Plexus venosus sclerae des Angulus iridocornealis) resorbiert und gelangt zurück in den Blutkreislauf.

### Augeninnendruck

Die Sclera bildet eine relativ feste Hülle um den Augapfel. Durch die stetige Sekretion (ca. 2 µl/min) und Resorption von Kammerwasser stellt sich ein Gleichgewicht ein, das dem Augeninnendruck zugrunde liegt. Schwankungen sind physiologisch, der

Druck sollte aber im Bereich von 15–20 mmHg liegen. Messen des Augeninnendrucks:

- **Impressionstonometrie:** definierte Krafteinwirkung auf die Cornea → Eindruck wird gemessen
- **Applanationstonometrie:** definierte Abflachung → Kraft wird gemessen

**KLINIK**

**Glaukom (Grüner Star)** Ein chronisch oder akut erhöhter Augeninnendruck ist aufgrund der damit verbunden Schädigung des Sehnervs eine der häufigsten Ursachen für Erblindung.

- **Akutes Glaukom:** Eine Verlegung des Kammerwinkels und die damit einhergehende Blockade der Kammerwasserresorption **(Winkelblockglaukom)** führt zu einer akuten Steigerung des Augeninnendrucks. Begünstigend wirken Hyperopie, Katarakterkrankung oder Einnahme von pupillenerweiternden Mitteln (→ schwerer ärztlicher Kunstfehler!), da sie alle zu einer Verdickung der Iris oder Pupille führen und so den Kammerwinkel verengen.
- **Chronisches Glaukom:** Das **Offenwinkelglaukom** oder Glaucoma simplex hat seine Ursache in einem Missverhältnis zwischen Kammerwassersekretion und -resorption. Dadurch kommt es zu einer Steigerung des Augeninnendrucks. Weil sich dieser nur langsam erhöht, werden die resultierenden Gesichtsfeldausfälle (Skotome) erst spät bemerkt, was die Erkrankung besonders gefährlich macht.

In beiden Fällen besteht die Therapie in einer Senkung des Innendrucks, sei es durch Miotika (pupillenverengende Medikamente) oder Hemmer der Karboanhydratase.

## 3.1.5 Tränen

### Funktion

Die Tränenflüssigkeit ist ein wässriges, salziges Sekret, das durch den Lidschlag über die Cornea verteilt wird. Sie dient der **Reinigung** der Augenoberfläche und der **Ernährung** der gefäßlosen Hornhaut. Außerdem gleicht der Tränenfilm kleine Unebenheiten in der Hornhaut aus und verbessert so die optischen Eigenschaften der Cornea. Der **Kornealreflex,** also ein Schließen der Lider durch Kontraktion des M. orbicularis oculi bei Berührungen der Hornhaut, wird über freie Nervenendigungen des N. trigeminus vermittelt. Er schützt das Auge vor Fremdkörpern und dem Austrocknen und lässt sich zu diagnostischen Zwecken nutzen. Eine Aktivierung des **Parasympathikus** (über N. intermedius) bewirkt eine Zunahme der Tränensekretion. Eine emotionale, sozial geprägte Funktion erfüllen die Tränen beim **Weinen.** Im Vergleich zur konstant sekretierten Tränenflüssigkeit enthalten geweinte Tränen höhere Konzentrationen an $K^+$.

### Zusammensetzung

Die seröse Tränendrüse (Gl. lacrimalis) produziert täglich etwa 5–500 ml Tränenflüssigkeit. Diese Menge unterliegt jedoch starken Schwankungen. Die Tränenflüssigkeit hat eine ähnliche Osmolarität wie das Plasma (320 mmol/l, pH 7,4), ist jedoch arm an Proteinen. Eine Ausnahme bilden die zahlreich enthaltenen Immunglobuline **(IgA)** und Glykoproteine, die zusammen mit dem bakteriostatischen Lysozym für die antimikrobielle Wirkung der Tränen verantwortlich sind. Der Tränenfilm kann in drei mikroskopisch dünne Schichten unterteilt werden:

- **Innere Schicht:** enthält v. a. **Muzine**
- **Mittlere Schicht:** dickste, **wässrige** Schicht
- **Äußere Schicht:** enthält **Lipide,** die vor Verdunstung schützen

## 3.1.6 Augenmotorik

### Augenmuskeln

Im Gegensatz zu den inneren Augenmuskeln, die für Akkommodationsbewegungen zuständig sind, haben die 6 äußeren Augenmuskeln ihre Ursprünge an Knochen und bewegen somit das ganze Auge. Da scharfes Sehen nur im Bereich der Fovea centralis möglich ist, werden sie meist unbewusst aktiviert oder gehemmt, um die Bildqualität zu optimieren. Sie werden durch die Nn. oculomotorius (III), trochlearis (IV) und abducens (VI) innerviert.

### Augenbewegungen

Im Hinblick auf die Koordination beider Augen werden die Augenbewegungen eingeteilt in:

- **Vergenzen** (gegensinnige Bewegungen): Konvergenz und Divergenz bei nahen und fernen Objekten
- **Versionen** (gleichsinnige, konjugierte Bewegungen): Blickfolgebewegungen

**MERKE**

Achtung Verwechslungsgefahr! Bei **Vergenzbewegungen** werden die Augenmuskeln des rechten und linken Auges **agonistisch,** bei **Versionsbewegungen antagonistisch** innerviert.

### Nystagmus

Bei Änderungen der Kopf- oder Objektposition im Raum müssen diese durch Augenbewegungen kompensiert werden, um das Objekt nach wie vor scharf abzubilden und nicht aus dem Blickfeld zu verlieren. Die dafür nötigen Bewegungen werden unterteilt in:

- **Zielfolgebewegungen:** langsame Blickfolgebewegungen
- **Sakkaden:** schnelle Blickfolgebewegungen

Ein **Nystagmus** ist die reflektorische, stereotypische Kombination dieser beiden Augenbewegungen. Er kann physiologisch oder pathologisch sein.

**Optokinetischer Nystagmus (OKN)** Das bekannteste Beispiel eines physiologischen Nystagmus ist der sog. Eisenbahnnystagmus: Folgt man etwa beim Blick aus dem Fenster eines fahrenden Zugs einem Baum (Zielfolgebewegung), der sich irgendwann **entgegen** der Fahrtrichtung aus dem Blickfeld bewegt, schnellen die Augen nach dem Verschwinden des Baums aus dem Blickfeld im Sinne einer raschen Rückholbewegung (Sakkade) in Fahrtrichtung zurück. Während der Sakkade ist der Seheindruck in der Regel kurz eingeschränkt.

**MERKE**

**Generell gilt:** Der Nystagmus ist **immer** nach der Richtung der schnellen Komponente, also der Sakkade, benannt.

**Vestibulookulärer Nystagmus (VOR)** Als vestibulären Nystagmus bezeichnet man Nystagmen, die durch vestibuläre Wahrnehmungen ausgelöst werden. Jede Änderung der Körperposition im Raum wird durch das Vestibularorgan wahrgenommen und geht mit einer Änderung des retinalen Bilds einher. Als rotatorischer oder Drehnystagmus wird ein durch Rotation des Körpers ausgelöster Nystagmus bezeichnet. Er verläuft immer in Drehrichtung. Man macht ihn sich diagnostisch zunutze, um Schädigungen der Vestibulariskerne oder der vestibulookulären Bahnen auszuschließen. Der postrotatorische Nystagmus direkt nach Beendigung der Drehung verläuft aufgrund der Trägheit der Endolymphe entgegen der Drehrichtung. Ein **kalorischer Nystagmus** lässt sich durch Einspülen von kaltem oder warmem Wasser in den Gehörgang auslösen. Dabei verläuft die Richtung des Nystagmus bei Spülung mit kaltem Wasser hin zur nicht gespülten Seite, bei warmem Wasser zur gespülten Seite.

**MERKE**

Ein kalorischer Nystagmus entsteht wahrscheinlich durch temperaturbedingte Dichteänderungen der Endolymphe. Er verläuft immer zu **wärmeren** Seite.

**KLINIK**

Ein **spontaner Nystagmus** ist immer **pathologisch.** Physiologische Nystagmen wie OKN und VOR können verändert sein und geben Hinweise auf potenziell pathologische Veränderungen im visuellen und vestibulären System. Bei einem akuten einseitigen Ausfall des vestibulären Systems verläuft die Richtung des Nystagmus in Richtung der Gegenseite.

## Steuerung

Die hohe zeitliche Auflösung des Sehsinns wird durch eine extreme schnelle und präzise Koordination der Augenbewegungen erreicht. Neben den **vestibulären Kernen** und den jeweiligen **Kernen der Hirnnerven** sind höhere Zentren involviert:

**Colliculi superiores** Sie spielen eine zentrale Rolle bei der Genese von Sakkaden und anderen Blickfolgebewegungen. Die wichtigsten Afferenzen erhalten sie von der Retina, daneben integrieren sie aber auch akustische und somatosensorische Signale.

**Paramediane pontine retikuläre Formation (PPRF)** Dieses in der Brücke gelegene Netzwerk koordiniert die auf- und absteigenden Bahnen von höher gelegenen Arealen wie dem assoziativen und prämotorischen Cortex zu den entsprechenden Hirnnervenkernen und übernimmt damit eine Schlüsselposition in der Kontrolle der Augenbewegungen.

**Frontales Augenfeld** Das Areal 8 nach Brodmann gehört zum prämotorischen Cortex und stellt die höchste Hierarchieebene bei der Steuerung der Augenbewegungen dar. Im frontalen Blickzentrum werden **willkürliche Augenbewegungen** initiiert.

**CHECK-UP**

- Aus welchen Bestandteilen besteht das reduzierte Auge und welche Eigenschaften weist es auf?
- Wie unterscheiden sich Alters- und Weitsichtigkeit?
- Ein Patient hat eine Akkommodationsbreite von 5 dpt und muss Gegenstände 50 cm vom Auge entfernt halten, um sie scharf zu sehen. Wo liegt sein Fernpunkt?
- Über welchen Signalweg wird die Weite der Pupille reguliert?
- Wie kommt der Augeninnendruck zustande und welche damit assoziierten Krankheitsbilder gibt es?
- Was ist ein optokinetischer Nystagmus?

**Jetzt bist du dran!**

**Überblick gewinnen**

Notiere dir ca. 5 Stichwörter aus diesem Unterkapitel.

## 3.2 Signalverarbeitung in der Retina

Gregor Däubler

Physiologie

### 3.2.1 Grundlagen

#### Aufbau

Die Netzhaut erfüllt die Funktion eines **Bildsensors** und entspricht entwicklungsgeschichtlich einem ausgelagerten **Teil des Gehirns.** Bemerkenswert ist ihr laminarer Aufbau, der auf den ersten Blick widersinnig erscheint: Das Licht muss sämtliche Schichten durchqueren, um auf die Fotorezeptoren (Stäbchen und Zapfen) zu treffen (➤ Abb. 3.4). Diese Anordnung garantiert jedoch gleichzeitig einen Schutz vor fototoxischen Effekten, da die Rezeptorzellen in die Pigmentepithelschicht eingebettet sind. Nur die innerste Schicht der Retina ist kapillarisiert, die äußeren, dem Glaskörper abgewandten Schichten erhalten ihre Nährstoffe per Diffusion.

#### Zelltypen

Neben neuronalen Zellen (Horizontalzellen, Bipolarzellen, Amakrinzellen, Ganglienzellen) enthält die Retina eine Vielzahl von Glia- und sonstigen Stützzellen. Stäbchen und Zapfen sind über Bipolarzellen (1. Neuron) mit den jeweiligen Ganglienzellen (2. Neuron) verbunden, deren Axone schließlich den N. opticus (II) bilden. Zusätzlich zu diesen vertikalen Verschaltungen existiert eine Vielzahl horizontaler Verbindungen in Form elektrischer Synapsen (Gap junctions), v. a. zwischen Fotorezeptoren.

#### Fotorezeptoren

Die lichtsensitiven Zellen der Retina sind sekundäre Sinneszellen. Es gibt zwei Typen von Fotorezeptoren, die dämmerungsempfindlichen **Stäbchen** (120 Mio.) und die tageslichtempfindlichen **Zapfen** (6 Mio.). Beide lassen sich in ein Zilium sowie ein Innen- und Außensegment unterteilen. Vom Zilium her wachsen ständig neue Membranscheibchen nach, um dann vom Pigmentepithel phagozytiert zu werden. Das gewährleistet die Intaktheit der Außenseg-

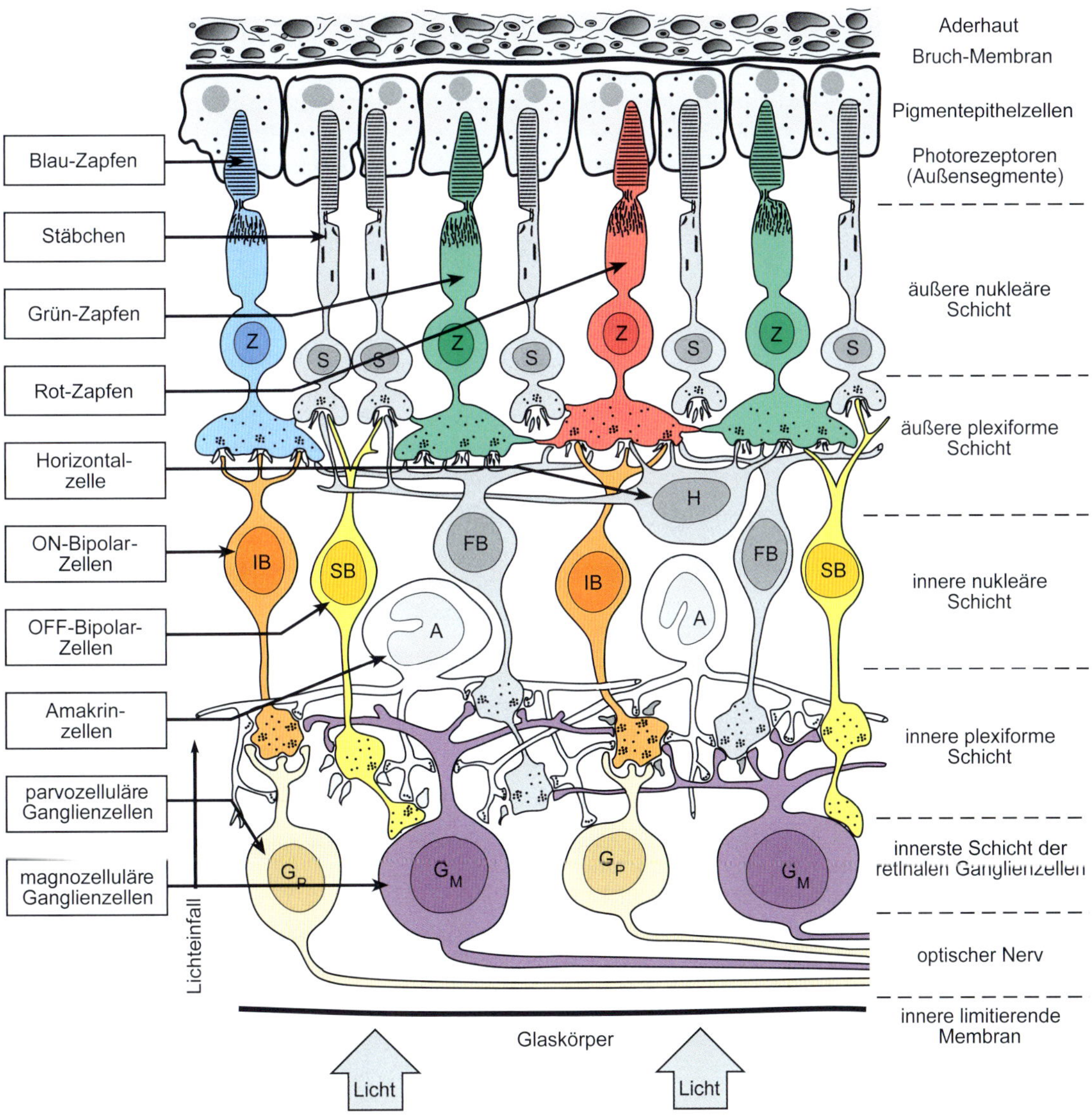


**Abb. 3.4** Aufbau der Retina [L106]

mente. Diese enthalten als zentralen Bestandteil den Sehfarbstoff **Rhodopsin** und bilden die kleinste funktionelle Einheit der Fotorezeptoren.

## Rhodopsin

Der Sehfarbstoff setzt sich aus zwei Bestandteilen zusammen, einem variablen Proteinanteil **(Opsin)** und dem Aldehyd des Vitamin A, **11-cis-Retinal.** Je nach Farbempfindlichkeit des Rezeptors ist die Aminosäuresequenz des Opsins unterschiedlich zusammengesetzt, der Retinalanteil hingegen ist konstant. Für den Stoffwechsel des hydrophoben Retinals ist das zelluläre retinalaldehydbindende Protein **(CRALBP)** als Transportprotein von und zur Leber von großer Bedeutung.

**KLINIK**

**Vitamin-A-Mangel** Ein ernährungsbedingter Mangel an **Retinol** (Vitamin $A_1$), der Vorläuferform des Retinals, kann zu **Nachtblindheit** (Nyktalopie) führen, da besonders die Stäbchen empfindlich auf Retinolmangel reagieren.

## Skotopisches Sehen

Das Stäbchensehen, also das Sehen bei Dämmerung oder Dunkelheit, wird als skotopisches Sehen bezeichnet. Ihre Dichte ist parafoveal, also rund um die Fovea centralis, am höchsten, während direkt in der Fovea keine Stäbchen vorhanden sind – blasse Sterne lassen sich eher am Rand des Blickfelds betrachten. Das in den Stäbchen enthaltene Rhodopsin hat ein Absorptionsmaximum im Wellenlängenbereich von ca. 500 nm, rotes Licht wird weitgehend reflektiert, weswegen es rot erscheint. Diese Tatsache sorgt umgekehrt dafür, dass bläuliches Licht vom dunkeladaptierten Auge am besten wahrgenommen wird.

## Photopisches Sehen

Für die 3 Grundfarben der additiven Farbmischung (➤ Kap. 3.1.1) sind in der Retina 3 verschiedene Zapfenformen mit unterschiedlichen Absorptionsmaxima vorhanden:

- Blauzapfen: 440 nm
- Grünzapfen: 535 nm
- Rotzapfen: 567 nm

Sie unterscheiden sich nur in der Aminosäuresequenz des Opsinanteils. Dieser Unterschied reicht aus, um das Farbensehen zu ermöglichen: Sämtliche Farben können aus den Grundfarben Rot, Grün und Blau zusammengesetzt werden. Die größte Sensitivität für das Sehen bei Tageslicht findet sich in der Fovea centralis. Dort ist auch die höchste Dichte an Zapfen, wobei rot- und grünempfindliche dominieren. Zur Peripherie hin wird dann der Anteil an blauempfindlichen Zapfen größer, während der Anteil an Zapfen insgesamt abnimmt.

## 3.2.2 Transduktion

### Fototransduktion

**Aktivierung** Der Lichtsensor der Fotorezeptoren ist das Rhodopsin. Ein einzelnes Photon, also ein Lichtquant, kann ein Rhodopsinmolekül aktivieren. Bei Belichtung findet zuerst eine **Isomerisierung** von **11-cis-Retinal** zu **all-trans-Retinal** statt. Über mehrere Schritte entsteht Metarhodopsin II (aktiviertes Rhodopsin). Um Rhodopsin erneut belichten zu können, muss es in mehreren Reaktionsschritten über all-trans-Retinol regeneriert werden.

**Transduktion** Metarhodopsin II → Transduzin → PDE → cGMP → GMP. Bei fehlendem Lichtreiz, also im Dunkeln, ist die Rezeptorzelle durch einen ständigen $Na^+$-Strom konstant leicht depolarisiert. Dieser **Dunkelstrom** wird durch die hohen intrazellulären Konzentrationen von cGMP gewährleistet (➤ Abb. 3.5). Wird nun durch Lichteinfall die durch die PDE vermittelte Hydrolyse von cGMP zu GMP beschleunigt, sinkt der cGMP-Spiegel und die Offenwahrscheinlichkeit der $Na^+$-Kanäle sinkt. Dadurch kommt es zu einer Hyperpolarisation der Zelle. Folglich wird weniger Glutamat an der Synapse zu den Bipolarzellen ausgeschüttet – das optische ist in ein elektrisches Signal umgewandelt worden.

**Abschaltung des Signals** Durch die $Na^+$-Kanäle gelangen auch andere Kationen, v. a. $Ca^{2+}$, in die Zelle. Bei Belichtung der Zelle verringert sich also nicht nur die $Na^+$, sondern auch die $Ca^{2+}$-Konzentration, da der ubiquitäre $Na^+/Ca^{2+}$-Transporter unverändert weiterarbeitet. Die niedrigen intrazellularen $Ca^{2+}$ aktivieren die Guanylatzyklase, die cGMP synthetisiert, das die $Na^+$-Kanäle schließlich wieder öffnet.

### Adaptation

**Helladaption** Neben zentral vermittelten Wegen der Adaptation wie z. B. Pupillenverengung existieren einige molekulare Mechanismen, die bei längerer Belichtung eine Adaptation auf zellulärer Ebene bewirken. Das Gleichgewicht der Isomerisierung von 11-cis- zu all-trans-Retinal verschiebt sich hin zum belichteten all-trans-Retinal. Korrelate auf molekularer Ebene sind:

- Ausbleichen des Rhodopsins
- Reduzierte Aktivität der Guanylatzyklase
- Bindung von Arrestin an phosphoryliertes, lichtaktiviertes Rhodopsin

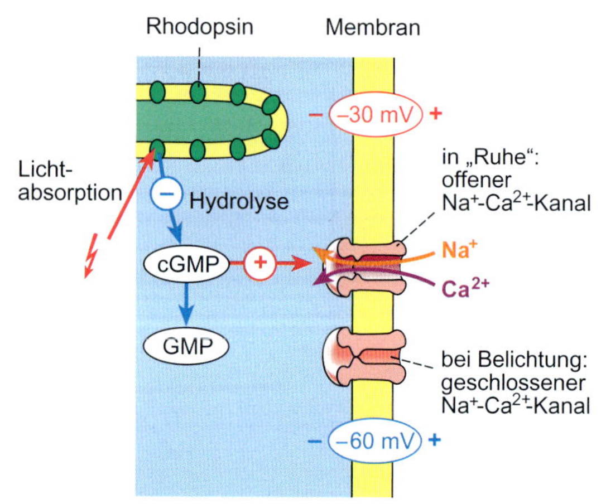


**Abb. 3.5** Signaltransduktion in Stäbchen [L106]

- Verringerte Transmitterfreisetzung an den Synapsen zu den Bipolarzellen

**Dunkeladaption** In den ersten Minuten im Dunkeln nimmt die Bildung von aktivierbarem Rhodopsin zu, es wird mehr 11-cis-Retinal gebildet. Dieser Prozess erreicht nach ca. 10 Minuten sein Maximum, ab diesem Zeitpunkt können die Zapfen nicht mehr weiter adaptieren und das fotopische Zapfensehen geht in das skotopische Stäbchensehen über. Da die empfindlicheren Stäbchen erst nach einer halben Stunde voll adaptiert sind, findet sich in der Adaptionskurve (➤ Abb. 3.6) ein Knick, der als **Kohlrausch-Knick** bezeichnet wird.

## 3.2.3 Höhere Funktionen

### Verbindungen innerhalb der Retina

- Die Signalweiterleitung in der Retina erfolgt auf verschiedenen Wegen. Gemeinsames Merkmal ist, dass bei Belichtung am Ende die jeweilige Ganglienzelle erregt (On-Kanal) oder gehemmt wird (Off-Kanal), je nach verwendetem Glutamatrezeptor. Stäbchen (Amakrinzelle entscheidet über On/Off): Fotorezeptor → Bipolarzelle → Amakrinzelle → On- oder Off-Ganglienzelle
- Zapfen (On/Off-Bipolarzelle): Fotorezeptor → On-Bipolarzelle → On-Ganglienzelle (Off-Kanal analog)

### Laterale Hemmung

Ein zentrales Prinzip der Informationsverarbeitung innerhalb der Retina ist die laterale Hemmung. Die Horizontalzellen stellen inhibitorische Interneurone da, die schon während der Prozessierung des Signals den Kontrast verstärken können. Innerhalb eines konzentrischen rezeptiven Felds werden, analog zu den Ganglienzellen, On- und Off-Zentren unterschieden. Bei Belichtung des Zentrums wird die Peripherie gehemmt und umgekehrt, was den Kontrast verstärkt.

### Farbensehen

**Farbwahrnehmung** Die Fähigkeit, verschiedene Spektralfarben wahrzunehmen, beruht auf den unterschiedlichen Absorptionseigenschaften des Opsins. Auf molekularer Ebene werden lediglich die drei Grundfarben der additiven Farbmischung unterschieden. Durch die räumliche Summation verschiedener Signale, durch Konvergenz in den Ganglienzellen und Integration auf höherer neuronaler Ebene können insgesamt bis zu 16 Mio. Farben unterschieden werden.

**Rezeptives Feld** Das rezeptive Feld eines Neurons ist der Bereich der Retina, bei dessen Belichtung es erregt oder gehemmt wird. Der Begriff beschränkt sich nicht auf Fotorezeptoren, sondern kann ebenso für Bipolar- oder Ganglienzellen wie für zentrale Neurone im visuellen Cortex verwendet werden. In den Ganglienzellen treffen mehrere Signale eines rezeptiven Felds zusammen und werden integriert (räumliche Summation). Dadurch wird das Signal bei zu vernachlässigendem Qualitätsverlust effektiv komprimiert.

**Parvozelluläres System** Das **farbkodierende** System besteht aus kleinen Ganglienzellen, die über Bipolarzellen Signale der Fotorezeptoren ihrer rezeptiven Felder erhalten. Sie sind antagonistisch verschaltet. So ist ein rezeptives Feld für „rot" in eines für „grün" eingebettet und umgekehrt. Fällt nun rotes Licht ein, wird nicht nur die entsprechende Ganglienzelle erregt, sondern gleichzeitig die für „grün" gehemmt. Dieser durch Interneurone vermittelte Mechanismus dient in erster Linie der Kontrastoptimierung. Am häufigsten sind rote und grüne rezeptive Felder gegeneinander verschaltet. Ihre Fläche ist in der Mitte der Netzhaut, in der Fovea centralis, am kleinsten, zur Peripherie hin nimmt sie zu und damit die Auflösung ab.

**Magnozelluläres System** Nicht alle Ganglienzellen sind farbantagonistisch verschaltet. Dadurch sind sie zwar weniger farbempfindlich, reagieren jedoch umso sensibler auf **Helligkeitsunterschiede.** Ihre Dichte nimmt vom Zentrum der Retina zu ihrer Peripherie hin zu. Die Farbdifferenzierung ist somit in den Randbereichen des Blickfelds deutlich herabgesetzt, jedoch werden kleinste Bewegungen detektiert.

**Farbkonstanz** Auf Fotografien, die bei Kunstlicht entstanden sind, scheinen weiße Wände oft gelblich oder bläulich, je nach Leuchtmittel. Sie sind es auch in Wirklichkeit, nur nehmen wir sie aufgrund der **Farbkonstanz** trotzdem als weiß war. Dieser Effekt beruht auf dem selektiven **Ausbleichen** des am stärksten absorbierenden Rhodopsins: Bei blauem Licht sinkt die Empfindlichkeit für „blau", eine leicht bläuliche Fläche wird als weiß wahrgenommen.

**KLINIK**

**Farbenblindheit** Die Gene, die für rot- und grünempfindliches Opsin kodieren, werden X-chromosomal vererbt. Dadurch sind weit mehr Männer als Frauen von Rotblindheit **(Protanopie)** oder Grünblindheit **(Deuteranopie)** betroffen. Eine Farbschwäche (Protanomalie bzw. Deuteranomalie) für eine oder beide dieser Farben ist noch wesentlich häufiger, insgesamt sind bis zu 10 % der männlichen Bevölkerung betroffen. Eine völlige Farbenblindheit (Achromatopsie) ist sehr selten.

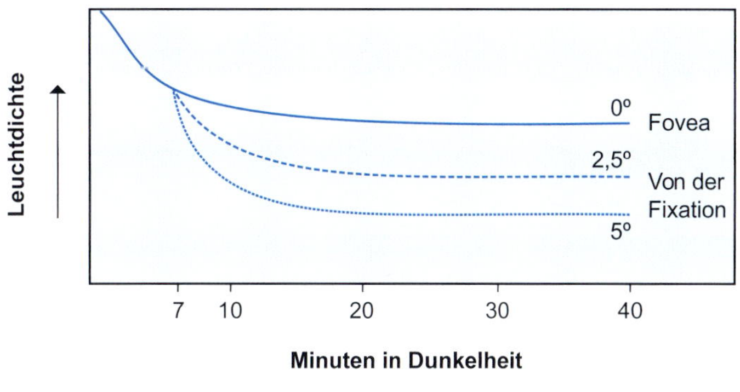


**Abb. 3.6** Adaptionskurve der Dunkeladaption. Je weiter außerhalb der Fovea gemessen wird, desto mehr Stäbchen sind beteiligt und desto schneller verläuft die Adaptation. [O524]

## Sehschärfe

**Definition** Das räumliche Auflösungsvermögen, also die Fähigkeit, zwei nahe beieinanderliegende Punkte gerade noch als getrennt wahrzunehmen, ist durch die Größe der rezeptiven Felder beschränkt. Da sie in der Fovea centralis am kleinsten sind, ist dort die Sehschärfe maximal. Daneben gibt es viele weitere limitierende Faktoren:

- Qualität des dioptrischen Apparats
- Akkommodationsstatus
- Helligkeit
- Konzentration

**Bestimmung** Die Sehschärfe wird diagnostisch als Visus (V) bestimmt. Der Visus wird über den Einfallswinkel α definiert, unter dem das von den jeweiligen Punkten reflektierte Licht auf die Netzhaut fällt.

$$V = \frac{1}{\alpha}$$

Normalerweise können zwei Punkte mit einem Einfallswinkel von 1 Winkelminute ($\alpha = \frac{1}{60}$) wahrgenommen werden, der Visus entspricht dann 1 oder 100 %. Bei guter Beleuchtung und Normalsichtigkeit kann er > 1 sein, sodass die Angabe in Prozent nicht unbedingt sinnvoll ist. Der Visus wird üblicherweise durch Sehtafeln bestimmt, auf denen Landolt-Ringe dargestellt sind.

## Kontrast

Es werden zwei Arten von Kontrast unterschieden.

**Simultankontrast** Bezeichnet den Helligkeitsunterschied von zwei benachbarten Objekten, die gleichzeitig wahrgenommen werden. Tritt häufig im Alltag auf: Vor einer weißen Wand wirkt ein schwarzes T-Shirt dunkler als auf einem schwarzen Ledersofa. Diese Kontrasterhöhung ist ein Effekt, der durch **laterale Hemmung** hervorgerufen wird.

**Sukzessivkontrast** Beschreibt den wahrgenommenen Kontrast zwischen zwei kurz hintereinander präsentierten Objekten.

## Nachbilder

Durch die lokalen Adaptionsmechanismen der Retina (➤ Kap. 3.2.2) kann es zu farbigen, positiven oder negativen Nachbildern kommen. Beispielsweise führt eine längere Fixation eines sehr hellen Objekts zu einer Desensibilisierung des jeweiligen Netzhautareals. Beim Betrachten einer dunkleren, weißen Fläche erscheint dann an der jeweiligen Stelle ein dunkler Fleck. Die OP-Wäsche ist unter anderem deshalb grün, damit grüne Nachbilder nach dem stundenlangen Betrachten rötlicher Strukturen nicht auffallen.

## Zeitliche Auflösung

**Flimmerfusionsfrequenz** Die Frequenz von intermittierenden Reizen, bei der kein Flimmern mehr wahrgenommen wird. Sie variiert je nach Helligkeit zwischen 20 und 60 Hz. Stäbchen haben eine niedrigere Fusionsfrequenz als Zapfen. In der Peripherie der Netzhaut ist sie ebenfalls höher (magnozelluläres System dominant). Im Rand des Gesichtsfelds lässt sich oft noch ein Flimmern des Bildschirms ausmachen, das verschwindet, sobald man ihn fixiert.

**Bewegungswahrnehmung** Die Fotorezeptoren haben eine Latenzzeit von 20–100 ms. Damit trotzdem keine Unschärfen entstehen, werden die retinalen Bilder auf höherer Ebene integriert und interpoliert. Die Tatsache, dass auch Bewegungen in der Natur aus Einzelbildern errechnet werden, macht man sich bei Film (24 Hz) und Fernsehen zunutze.

## Räumliche Wahrnehmung

**Binokulares Sehen** Zwar ist auch mit einem Auge ein begrenzt räumliches Sehen möglich (perspektivische Verkürzung), jedoch sind für echte Tiefenwahrnehmung beide Augen nötig. Aufgrund deren Abstand voneinander und der unterschiedlichen Sehachsen wird ein Objekt auf jeweils spezifische, korrespondierende Netzhautstellen projiziert. Aus den beiden Bildern wird dann im visuellen Cortex ein dreidimensionales Bild errechnet. Als Chromostereopsis wird eine Form der Tiefentäuschung bezeichnet. Rote Flächen erscheinen dabei etwa für die meisten Menschen bei gleicher Entfernung näher als blaue Flächen.

**Horopter** Genau zwischen beiden Augen lässt sich ein fiktives „Mittelauge" konstruieren. Das Bild, das dieses Mittelauge wahrnehmen würde, entspräche dem binokularen Seheindruck. Der durch die Knotenpunkte (➤ Kap.3.1.1) der beiden Augen und des Mittelauges verlaufende imaginäre Kreisbogen heißt **Horopter.** Seine Lage und Ausdehnung ist abhängig vom Akkommodationszustand. Objekte, die nicht auf dem Horopter liegen, fallen nicht

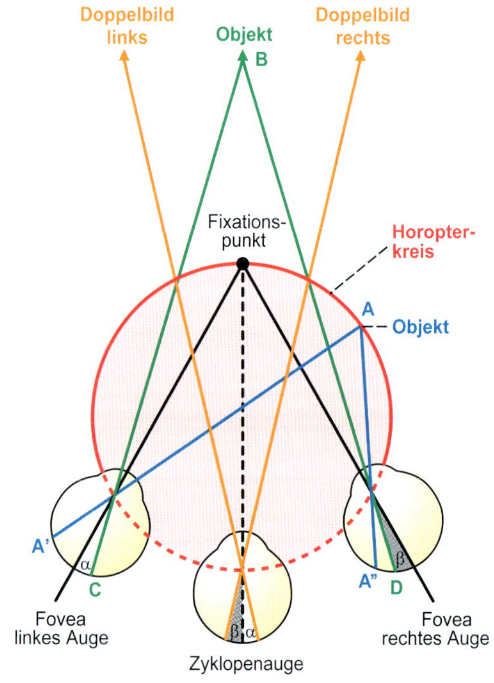


**Abb. 3.7** Horopter und fiktives Mittelauge. **A** ist ein Objekt innerhalb des Horopters → kein Doppelbild. **B** befindet sich außerhalb, Sehachsen rechts und links sind **a** und **b.** Werden sie auf das fiktive Mittelaugen projiziert, kreuzen sie sich. Die Querdisparation beträgt deutlich mehr als 20 Winkelsekunden → Doppelbild. [L106]

auf korrespondierende Netzhautstellen und werden folglich als Doppelbilder wahrgenommen. Ausnahme bilden Objekte, deren Querdisparation $\alpha + \beta$ weniger als 20 Winkelminuten beträgt, deren Abbilder auf den Netzhäuten also weniger als 20 Winkelsekunden voneinander entfernt sind (➤ Abb. 3.7).

**CHECK-UP**

- Welche Zelltypen gibt es in der Retina und wie sind ihre Aufgaben?
- Wodurch ist der Dunkelstrom charakterisiert?
- Welche Mechanismen spielen bei der Dunkeladaption eine Rolle?
- Was ist ein rezeptives Feld?
- Wie ist Farbensehen möglich?
- Wodurch unterscheidet sich das magno- vom parvozellulären System?
- Wie ist der Visus definiert?
- Was ist ein Horopter und wie entstehen Doppelbilder?

**Jetzt bist du dran!**

**Überblick gewinnen**

Notiere dir ca. 5 Stichwörter aus diesem Unterkapitel.

# 3.3 Zentrale Repräsentation des visuellen Systems

Gregor Däubler

Physiologie

## 3.3.1 Grundprinzipien

**Retinotopie** Die Anordnung der rezeptiven Felder und die lokale Anordnung der Fotorezeptoren spiegeln sich auf allen Ebenen des visuellen Systems wider, vom Thalamus bis in die primäre Sehrinde.

**Separate Analyse** Wie schon in der Retina (parvo- und magnozelluläres System) erfolgt auch in höheren Hirngebieten die Analyse der retinalen Bilder getrennt nach Form, Farbe, Bewegungsrichtung.

## 3.3.2 Gesichtsfeld

Im Unterschied zum Blickfeld, das den maximal möglichen sichtbaren Bereich beider Augen bezeichnet, ist das Gesichtsfeld in der Regel auf ein Auge beschränkt. **Das monokulare Gesichtsfeld** ist durch fehlende Augen- oder Kopfbewegungen definiert, die es naturgemäß erweitern würden. Um Gesichtsfeldausfälle zu diagnostizieren, ist die Perimetrie das Mittel der Wahl. Dabei wird das monokulare Gesichtsfeld mithilfe bewegter **(kinetische Perimetrie)** oder unbewegter **(statische Perimetrie)** Lichtpunkte bestimmt und kartografiert.

**MERKE**

**Gesichtsfeldausfälle:**
- **Hemianopsie:** halbseitig.
- **Skotom:** absolut oder relativ; der blinde Fleck ist ein physiologisches Skotom.
- **Bitemporal:** beide temporale Blickfelder betreffend.
- **Homonym:** gleichseitig.

## 3.3.3 Tractus opticus

Die beiden Sehnerven werden aus den Axonen der Ganglienzellen gebildet, die sich schließlich im **Chiasma opticum** treffen. Dort kreuzen die nasalen Fasern zur Gegenseite, die temporalen nicht. Damit enthält der linke Tractus opticus Fasern des linken temporalen und des rechten nasalen Gesichtsfelds, analog der rechte. Auf diese Weise erhält die linke Hirnhälfte die Informationen aus dem rechten Gesichtsfeld beider Augen und umgekehrt, das zentrale Blickfeld ist bilateral repräsentiert. Diese Tatsache macht man sich bei der Differenzialdiagnose peripherer und zentraler Schädigungen der Sehbahn zunutze (➤ Abb. 3.8).

**CHECK-UP**
- Was versteht man unter dem Begriff Retinotopie?
- Ein Patient leidet an einem Zentralskotom rechts. Welche Ursachen kommen infrage?

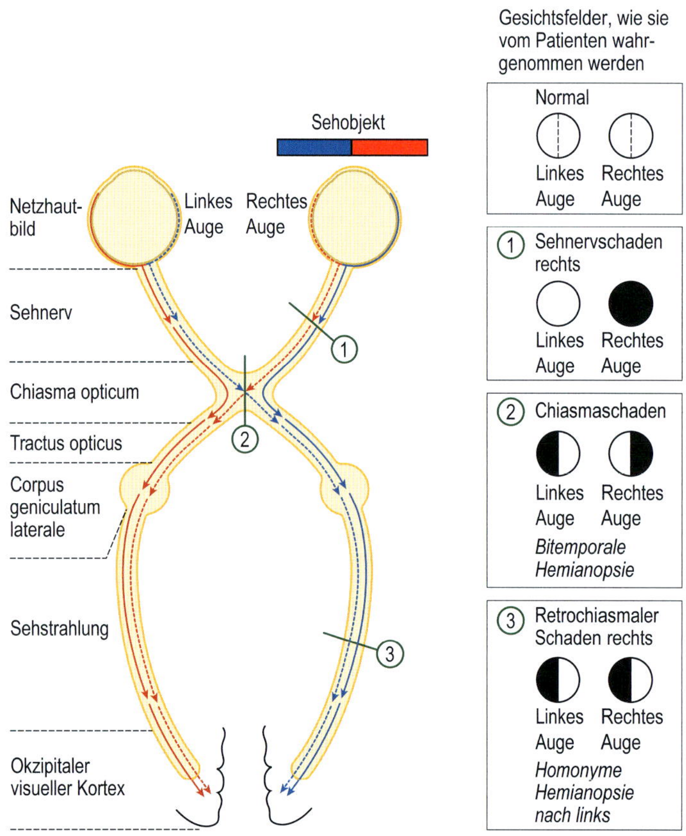


**Abb. 3.8** Schädigungen der Sehbahn und die spezifischen Muster der resultierenden Gesichtsfeldausfälle [L232]

**Jetzt bist du dran!**

**Überblick gewinnen**

Notiere dir ca. 5 Stichwörter aus diesem Unterkapitel.

## 3.4 Informationsverarbeitung in der Sehbahn

Gregor Däubler

Physiologie

### 3.4.1 Thalamus und Sehstrahlung

Wie fast alle sensiblen Bahnen erreicht auch der Tractus opticus zuerst den Thalamus. Dort findet eine Umschaltung auf die Projektionsneurone des Corpus geniculatum laterale (CGL) statt. Hier werden die Signale moduliert, in erster Linie Kontraste durch laterale Hemmung verschärft. Von da an spricht man von der Sehstrahlung (Radiatio optica). Sie zieht fächerförmig in die primäre Sehrinde.

**KLINIK**

**Visuell evozierte Potenziale (VEP)** Um die zentrale Nervenleitungsgeschwindigkeit etwa bei demyelinisierenden Erkrankungen festzustellen, lässt sich ohne großen Aufwand die kortikale Aktivität nach visuellem Stimulus (alternierendes Karomuster) ableiten. Technisch entspricht die Untersuchung einem Oberflächen-EEG über dem Okzipitallappen. Die Messung von VEP wird auch zur **objektiven Visusbestimmung,** z. B. bei Kleinkindern, angewandt.

### 3.4.2 Visueller Cortex

Die **primäre Sehrinde** (V1) im Okzipitallappen nimmt das Areal 17 nach Brodmann ein. Als Teil des Großhirns weist sie den typischen sechsschichtigen Aufbau des Isocortex auf. Dabei werden Afferenzen vom Thalamus und Mittelhirn (Laminae IV und VI) getrennt von Efferenzen zu anderen Cortexgebieten (II und III) prozessiert. Bei der Analyse von Bildsignalen gibt es auf jeder Ebene spezifische Aufgabenverteilungen, für einzelne Bildparameter wie z. B.:

- Muster
- Farbe
- Bewegungsrichtung
- Reizdauer

Diese verschiedenen Merkmale eines Seheindrucks werden getrennt wahrgenommen, grob in V1 analysiert und dann in der sekundären Sehrinde (V2, Area 18–V5) integriert und zusammengefügt. Eine bewusste visuelle Wahrnehmung findet jedoch erst in den parietalen und temporalen Assoziationscortizes statt.

**Okuläre Dominanzkolumnen** Ähnlich wie in anderen Cortexgebieten sind die Recheneinheiten der Sehrinde in vertikalen **Säulen** angeordnet, die Afferenzen von beiden Augen erhalten. Mehrere dieser okulären Dominanzkolumnen sind wiederum zu größeren Einheiten zusammengefasst. Eine solche Hyperkolumne vereint alle Bildparameter eines bestimmten Punkts im Blickfeld – also im Gesichtsfeld beider Augen.

**KLINIK**

**Strabismus** Ein Strabismus oder **Schielen** liegt vor, wenn die optischen Achsen beider Augen nicht ordnungsgemäß konvergieren oder bei Fixation voneinander abweichen. Schielen im Kleinkindalter kann in der kritischen Phase zu einer **Schielamblyopie,** also zu einer durch Schielen verursachten Sehschwäche führen. Die Therapie besteht im **Abdecken** des **dominanten Auges,** um das schwächere Auge und dessen Repräsentation im visuellen Cortex zu fördern.

**CHECK-UP**

- Wo werden die visuellen Signale auf ihrem Weg zur Sehrinde umgeschaltet?
- Was ist eine Hyperkolumne?

**Jetzt bist du dran!**

**Überblick gewinnen**

Notiere dir ca. 5 Stichwörter aus diesem Unterkapitel.

## Zeichenaufgabe

Zeichne die Rezeptorzellen in der Retina, die für die Wahrnehmung zuständig sind. Was ist die Fotoadaptation? Erstelle eine Tabelle mit den höheren Funktionen der Retina.
Was ist ein dioptrischer Apparat? Wie wird die Qualität des entstehenden Bildes beeinflusst?
Zeichne das Prinzip der Akkommodation. Wie passt sich die Pupille an Lichtverhältnisse an?

## Anregungen zur weiteren Wiederholung

Zeichne den Verlauf des Sehnervs. Wie kreuzen die Fasern am Chiasma opticum? Wie verläuft die Umschaltung bis zum visuellen Cortex?

## Überblick gewinnen

Nutze deine gesammelten Stichwörter für eine Mindmap oder eine gegliederte Stichwortliste.

KAPITEL



# 4 Chemische Sinne

## 4.1 Grundlagen der chemischen Sinne

Gregor Däubler

Physiologie

### 4.1.1 Einteilung

Die spezifischen chemischen Sinne, also **Geschmack** und **Geruch,** sind entwicklungsgeschichtlich betrachtet die älteste Möglichkeit, die Umwelt wahrzunehmen. Der Begriff Geschmack beinhaltet im allgemeinen Sprachgebrauch nicht nur Sinneseindrücke über die Chemosensoren der Zunge und des Gaumens, sondern auch olfaktorische und trigeminale Wahrnehmungen. Geruchs- und Geschmacksempfinden gehen oft ineinander über, z. B. beim Essen. Diese Tatsache beschreibt der Begriff **Oro-Fazial-Sinn.** Er beinhaltet außerdem die Wahrnehmung von Schärfe, die ein Schmerz- und kein Geschmacksreiz ist, weil sie über freie Nervenendigungen des N. trigeminus vermittelt wird.

### 4.1.2 Mechanismen

**Transduktion** Geruch und Geschmack beruhen auf der Bindung von Molekülen an Rezeptoren. Die Rezeptoren können ionotrop oder metabotrop sein, d. h. an **Ionenkanäle** bzw. **G-Protein gekoppelt.** Die meisten Rezeptoren sind nicht stoffspezifisch, einzelne Substanzen werden erst weiter zentral durch die Integration verschiedener neuronaler Erregungsmuster unterschieden.

**Transformation** Die Geruchszellen sind primäre Sinneszellen: Sie transformieren den Sinnesreiz direkt in eine AP-Serie. Dabei spielen spannungsabhängige $Na^+$-Kanäle die Hauptrolle. Geschmackszellen werden als sekundäre Sinneszellen afferent innerviert.

**Wahrnehmungsschwelle** Die Konzentration, die gerade noch wahrgenommen werden kann – ohne die Substanz identifizieren zu können. Sie ist bei Bitterstoffen am niedrigsten, z. B. Strychnin: 0,7 mg/l.

**Unterscheidungsschwelle** Sie liegt ca. zwei- bis zehnmal höher als die Wahrnehmungsschwelle. Erst ab dieser Konzentration ist es möglich, die Substanz zu erkennen.

**Adaptation** Bereits nach wenigen Minuten adaptieren die meisten Geschmackssensoren, einige auch schon nach Sekunden. Danach kann es Stunden dauern, bis die ursprüngliche Sensibilität wieder erreicht wird. Der Geruchssinn adaptiert meist schnell, jedoch niemals vollständig.

### 4.1.3 Bedeutung

#### Lebensqualität

Der Mensch ist im Vergleich zu anderen Säugern ein Mikrosmat, d. h. er kann mit ca. 10.000 Gerüchen weit weniger als etwa ein Hund unterscheiden. Trotzdem spielt der Geruchssinn eine zentrale Rolle für unsere Lebensqualität: Der Geschmack von gutem Essen wird in erster Linie durch seinen Geruch geprägt. Weil bei der unbewussten Bewertung von Gerüchen das **limbische System** einbezogen wird, sind sie oft mit emotionalen Erinnerungen verknüpft, z. B. aus der Kindheit.

#### Reflexe

Schon bei Neugeborenen lassen sich die **gustofazialen Reflexe** auslösen, also bestimmte Reaktionen der Mimik auf Geschmacksreize: Gesicht verziehen bei saurem, lächeln bei süßem Geschmack. Unangenehme Gerüche können unter Umständen Brechreiz auslösen. Bitterstoffe, die oft auf Ungenießbares hinweisen, können in entsprechenden Konzentrationen den lebenswichtigen **Würgereflex** auslösen. In niedrigeren Konzentrationen regen sie die Sekretion von Speichel und Magensaft an und fördern so die Verdauung.

**CHECK-UP**

- Welche Komponenten beinhaltet der Oro-Fazial-Sinn?
- Wie unterscheiden sich Wahrnehmungs- und Unterscheidungsschwelle?
- Welche Bedeutung haben Geschmacks- und Geruchsreize im Alltag?

**Jetzt bist du dran!**

**Überblick gewinnen**

Notiere dir ca. 5 Stichwörter aus diesem Unterkapitel.

## 4.2 Geschmack

Gregor Däubler, Christoph Jaschinski, Henrik Holtmann

**Anatomie, Histologie, Physiologie**

### 4.2.1 Geschmacksqualitäten

Das **gustatorische System** ist im Vergleich zu den anderen Sinnesorganen einfach organisiert. Es werden fünf Geschmacksqualitäten unterschieden (➤ Tab. 4.1):

- Süß
- Sauer
- Salzig
- Bitter
- Umami (japanisch für „würzig")

**MERKE**

Jede der Geschmacksqualitäten wird über die **gesamte** Zungenfläche etwa **gleich gut** wahrgenommen, lediglich für Bitterstoffe ist die Sensibilität im Vergleich zu den restlichen Regionen am Zungengrund deutlich erhöht.

**Tab. 4.1** Unterscheidungsschwellen verschiedener Geschmacksstoffe

| Geschmacksqualität | Substanz | Schwelle [mol/l] |
|---|---|---|
| Salzig | Kochsalz | $1{,}0 \times 10^{-2}$ |
| Sauer | Zitrat | $2{,}0 \times 10^{-3}$ |
| Süß | Glukose | $8{,}0 \times 10^{-2}$ |
| Bitter | Chininsulfat | $8{,}0 \times 10^{-6}$ |
| Umami | Natriumglutamat | $2{,}0 \times 10^{-3}$ |

### 4.2.2 Anatomie

#### Geschmackspapillen

Auf der Zungenoberfläche lassen sich bezüglich ihrer Form drei Arten von Geschmackspapillen unterscheiden. Diese Einteilung hat nichts mit der Funktion der enthaltenen Sinneszellen zu tun.

1. **Papillae fungiformes** (Pilzpapillen): ca. 300 Stück, auf ganzer Zungenoberfläche
2. **Papillae foliatae** (Blätterpapillen): ca. 30 Stück, an hinterem Seitenrand der Zunge
3. **Papillae vallatae** (Wallpapillen): ca. 10 Stück, V-förmig an der Grenze zum Zungengrund

Die kleinen Papillae filiformes enthalten **keine** Geschmacksrezeptoren, sondern besitzen nur mechanosensitive Funktion.

#### Geschmacksknospen

In den Wänden und Vertiefungen der Papillen sitzen die eigentlichen Geschmacksorgane, die Geschmacksknospen (➤ Abb. 4.1). Eine einzelne Papille kann – je nach Größe – bis zu 100 Knospen enthalten, die Zunge enthält um die 2000.

### 4.2.3 Histologischer Aufbau der Geschmacksknospen

Geschmacksknospen vermitteln den Geschmackssinn. Jedes der ca. 60 µm großen endoepithelialen Gebilde besteht aus bis zu 80 **sekundären Sinneszellen** (Typ I und II) und **Basalzellen** (Stütz- und Stammzellen). Jede Knospe ist nach außen hin von einer Basalmembran umgeben (➤ Abb. 4.1).

Die Sinneszellen haben eine Lebensdauer von maximal 10 Tagen. Sie regenerieren sich aus den Basalzellen und stehen über einen **Porus gustatorius** mit der Zungenoberfläche in Kontakt. Zum Porus hin tragen sie zahlreiche mit Chemorezeptormolekülen besetzte Mikrovilli. Basolateral sind sie über chemische Synapsen mit afferenten Nervenfasern verknüpft.

Geschmacksknospen finden sich in der lateralen Wand von Papillae vallatae, Papillae foliatae und Papillae fungiformes sowie am weichen Gaumen. An den Papillen sind die Geschmacksknospen mit serösen Von-Ebner-Spüldrüsen verbunden, die am Boden der Papillen münden.

### 4.2.4 Funktion

#### Sinneszellen

Als **sekundäre Sinneszellen** verfügen die Geschmackszellen über kein eigenes Axon. Stattdessen werden sie von C-Typ- und Aδ-Fasern innerviert. Dabei kann eine Nervenfaser mehrere Geschmackszellen innervieren **(Konvergenz),** gleichzeitig kann eine Sinneszelle von mehreren Fasern versorgt werden **(Divergenz).** Die Innervation erfolgt durch die sensorischen Anteile der Hirnnerven VII, IX, und X:

- **N. facialis** (über Chorda tympani): vorderer Zungenbereich
- **N. glossopharyngeus:** hinterer Zungenbereich
- **N. vagus:** Rachen und Kehlkopf, funktionell eher unbedeutend

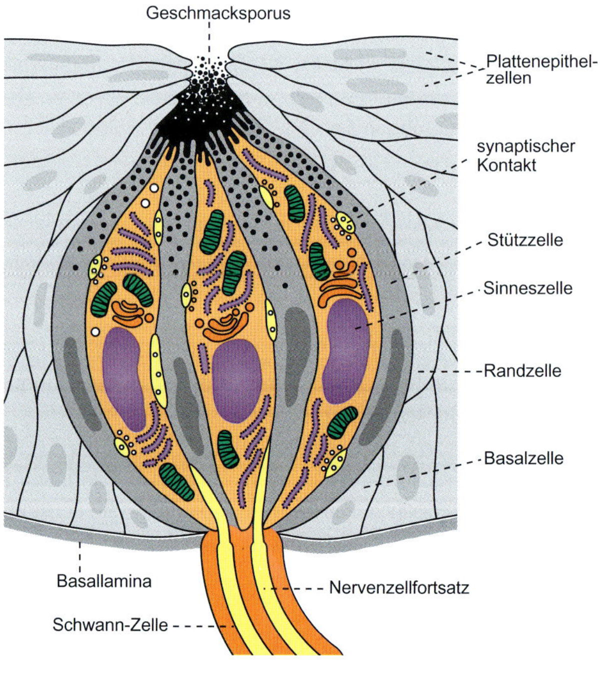


**Abb. 4.1** Aufbau einer Geschmacksknospe [L107]

Die chemoelektrische Transduktion, also die Umwandlung von einem chemischen Signal (Geschmacksstoff) in ein elektrisches (AP), erfolgt immer nach dem gleichen Prinzip:

Bindung eines Moleküls an den Rezeptor → Rezeptorpotenzial → Öffnen spannungsgesteuerter $Na^+$-Kanäle → Depolarisation der Zelle → Einstrom von $Ca^{2+}$ → Freisetzung von Transmitter an der Synapse zur afferenten Faser → Entstehung eines AP in der afferenten Faser → Tractus solitarius → Ncl. tractus solitarii → Weiterleitung in höhere Hirnareale (Thalamus, Cortex).

### Salzig

Nicht nur NaCl, auch viele andere Substanzen, z. B. Ammoniumchlorid ($NH_4Cl$), schmecken salzig. Der Grund dafür ist der Charakter der zuständigen Rezeptormoleküle: Als Ionenkanäle lassen sie Ionen entsprechend ihrem Konzentrationsgradienten passieren. Der ENaC vermittelt einen Einstrom von $Na^+$ und anderen Kationen. Damit erfüllt ENaC zwei Aufgaben gleichzeitig: die Detektion des Geschmacksstoffs und die Generation des Rezeptorpotenzials.

Nicht nur Kationen, sondern auch Anionen können einen Salzgeschmack hervorrufen. Durchlässigkeit je nach Ionenart:

- **Kationen:** $NH_4^+ > K^+ > Ca^{2+} > Na^+ > Li^+ > Mg^{2+}$
- **Anionen:** $SO_4^{2-} > Cl^- > Br^- > I^- > HCO_3^- > NO_3^-$

### Sauer

Jede Säure setzt in wässriger Lösung **Protonen** frei. Diese wirken wahrscheinlich über zwei unterschiedliche Mechanismen auf ihre Zielzellen. Ein Weg besteht in der Blockade des Ausstroms von $K^+$ aus der Zelle, der entscheidend für das RMP ist. Dadurch depolarisiert die Zelle und ein AP kann entstehen. Ein anderer Signalweg verläuft über die Schrittmacherkanäle vom **HCN-Typ:** Die Bindung von $H^+$ aktiviert die Kanäle und bewirkt einen Einstrom von $Na^+$, was die Zelle ebenfalls depolarisiert.

### Süß

Die Erkennung von süßen Geschmacksstoffen erfolgt über G-Protein-gekoppelte Rezeptoren. Das Dimer T1R2/T1R3 wird von **Zuckermolekülen** (z. B. Saccharose) ebenso wie von **Süßstoffen** (z. B. Aspartam, ein Dipeptid) aktiviert und bewirkt folgende Signalkaskade:

$G_q$ → PLC → $IP_3$ → Freisetzung von $Ca^{2+}$ aus dem ER → Einstrom von $Ca^{2+}$ aus extrazellulär (über TRPM5-Kanäle) → Depolarisation.

Die Wirkung von synthetisch erzeugten Süßstoffen beruht darauf, dass sie eine höhere Affinität zu den entsprechenden Rezeptoren haben. Dadurch aktivieren sie diese bereits in viel niedrigeren Konzentrationen.

### Bitter und umami

Der Signalweg für die Detektion von bitteren und würzigen Stoffen entspricht grundsätzlich der von süßen. Sie werden über eine Vielzahl von T2-Rezeptoren bzw. T1R1/T1R3-Dimeren erkannt. Auch TRPM5-Kanäle spielen eine zentrale Rolle. Mit den vielfältigen zellularen Rezeptorkombinationen wird die Anzahl an detektierbaren Stoffen um ein Vielfaches erhöht – genau wie die Sensitivität. Da viele Bitterstoffe **Pflanzengifte** sind (z. B. Nikotin, Chinin) ist dieser Mechanismus evolutionär von überlebenswichtiger Bedeutung.

**KLINIK**

Bei Läsionen der Chorda tympani durch operative Eingriffe an der Parotis, Tumoren oder Entzündungen sind Störungen der Geschmackswahrnehmung zu beobachten.

**Ageusie**

- **Totale Ageusie:** Ein Verlust der Wahrnehmung aller fünf Geschmacksqualitäten tritt nach zentralen Schädigungen, etwa im Bereich der Insula, auf.
- **Partielle Ageusie:** Eine oder mehrere Geschmacksqualitäten sind nicht mehr wahrnehmbar, etwa beim seltenen Krankheitsbild der familiären Dysautonomie.

**Hypogeusie** Traumen (z. B. Verbrennungen, Vergiftungen) oder pharmakologische Wirkungen (z. B. L-Dopa bei **Parkinson-Patienten**) können die Geschmackswahrnehmung vermindern. Auch im Alter lässt die Sensibilität nach, die Zahl der Geschmackszellen kann sich bis auf weniger als die Hälfte verringern. Eine entscheidende Rolle für den Erhalt der Sinneszellen spielen die Stützzellen (➤ Abb. 4.1).

**Dysgeusie** Spontane, unangenehme Geschmacksempfindungen treten v. a. bei psychiatrischen Krankheitsbildern (z. B. Schizophrenie) auf.

## 4.2.5 Geschmacksbahn

Die Geschmacksbahn beginnt an den Geschmackssinneszellen, die ganz im Sinne sekundärer Sinneszellen nicht selbst ein Aktionspotenzial generieren, sondern lediglich das 1. Neuron der nachgeschalteten Sinnesbahn stimulieren. Abhängig von der Lokalisation erregen die Neurone der Geschmackssinneszellen einen der 3 folgenden Hirnnerven:

- Die vorderen ⅔ der Zunge werden von den **Chorda tympani des N. facialis (VII)** versorgt.
- Die gustatorischen Informationen des hinteren Zungendrittels vermittelt der **N. glossopharyngeus (IX).**
- Zungenbasis, Pharynx, Larynx und Ösophagus werden durch den **N. vagus (X)** abgedeckt.

Ihre Neurone – also das 1. Neuron der Geschmacksbahn – liegen in verschiedenen Ganglien: **Ganglion geniculi n. facialis, Ganglion inferius n. glossopharnygei** bzw. **Ganglion inferius n. vagi.** Die Ganglien projizieren über den Tractus solitarius zum 2. Neuron der Geschmacksbahn in die **Ncll. tractus solitarii** des Rhombencephalons. Diese übermitteln die Impulse über den Tractus tegmentalis centralis zum 3. Neuron im **Ncl. ventralis posteromedialis** des Thalamus. Von dort aus gelangen die gustatorischen Informationen zum 4. Neuron im **primären gustatorischen Cortex** des Insellappens.

### Zentrale Verschaltungen

Die Somata der Neurone, die mit ihren Afferenzen die Geschmackszellen versorgen, liegen im Hirnstamm. Im Ncl. tractus solitarii findet die Umschaltung auf das 2. Neuron statt. Anschließend ziehen die Fasern im Lemniscus medialis weiter. Von dort gibt es 2 Wege der Signalweiterleitung:

- **„Unbewusst":** Projektion über Pons und Hypothalamus zur **Amygdala** → unbewusste, emotionale Komponente, außerdem zu den Vaguskernen → vegetative Komponente.

- **„Bewusst“:** Verbindungen zum **Thalamus,** Ncl. ventrobasalis. Nach Umschaltung auf das 3. Neuron Projektion in Cortexareale wie Gyrus postcentralis oder Insula, dort bewusste Wahrnehmung.

## Regulation

Die subjektive Bewertung eines Geschmacks – ob er als angenehm wahrgenommen wird oder nicht – hängt stark vom physiologischen Zustand (z. B. Stress, Hunger) ab. Diese **hedonische Bewertung** erfolgt u. a. in orbitofrontalen Cortexarealen. In Hungerzuständen wird der Geschmack energiereicher Nahrung positiver bewertet, analog steigt der Appetit auf Salziges nach Elektrolytverlusten.

**CHECK-UP**

- Welche Zelltypen und Hirnnerven sind an der Geschmackswahrnehmung beteiligt?
- Wie verläuft der klassische Signalweg für die Detektion eines Stoffs?
- Wie werden Bitterstoffe erkannt und welche Rolle spielen sie in der Natur?
- Wodurch können Störungen des Geschmackssinns entstehen?
- Welche Hirnareale sind für die Geschmackswahrnehmung von Bedeutung?

**Jetzt bist du dran!**

**Überblick gewinnen**

Notiere dir ca. 5 Stichwörter aus diesem Unterkapitel.

# 4.3 Geruchssinn und trigeminaler chemischer Sinn

Gregor Däubler, Henrik Holtmann, Christoph Jaschinski

Anatomie, Histologie, Physiologie

## 4.3.1 Bedeutung

Die Wahrnehmung von Gerüchen wird über das **olfaktorische System** vermittelt.

## 4.3.2 Aufbau

### Nasenschleimhaut

Die Schleimhaut der Nasenhöhle kleidet die drei Nasenmuscheln (Conchae nasales) vollständig aus und erfüllt verschiedene Aufgaben. Beim Menschen hat nur ein kleiner Teil ihrer Fläche ($2 \times 5$ cm$^2$) Bedeutung für die Sinneswahrnehmung. Er lässt sich einteilen in:

**Respiratorisches Epithel** Hier finden Erwärmung, Anfeuchtung und Reinigung der Atemluft statt. Dieses Flimmerepithel nimmt die unteren Conchae nasales ein.
**Olfaktorisches Epithel** Hier findet die eigentliche Geruchswahrnehmung statt. Es nimmt die oberen Conchae und Teile des Septums ein und befindet sich direkt unterhalb der Siebbeinplatte (Lamina cribrosa) des Os ethmoidale. Trotz der optimalen Form der Conchae gelangen normalerweise nur ca. 2 % der eingeatmeten Luft in die Regio olfactoria. Schnelles Ein- und Ausatmen („Schnüffeln") erhöht diesen Anteil und verbessert dadurch die Geruchswahrnehmung.

### Olfaktorisches Epithel

#### Physiologie

Die Riechschleimhaut ist ein besonders spezialisiertes, mehrschichtiges Epithel, das neben Immunzellen v. a. 3 Zelltypen enthält:

- **Stützzellen:** wichtig für die mechanische Stabilität und Versorgung der Geruchszellen
- **Geruchszellen:** bipolare Neurone, die gleichzeitig **primäre Sinneszellen** sind
- **Basalzellen:** Vorläuferzellen der Geruchszellen, wandern von basal nach apikal.

**Feinstruktur der Sinneszellen** Die etwa 20 Mio. Geruchszellen senden einen Dendriten an die Oberfläche des Epithels aus. An den apikalen Verdickungen der Dendriten, den Riechköpfchen, befinden sich Zilien, die in den von Stützzellen produzierten Riechschleim (Mukus) hineinragen. Dieser **Mukus** erfüllt eine Schutzfunktion und verbessert außerdem die olfaktorische Wahrnehmung durch bestimmte Proteine, an die Duftstoffe binden. Auf der basalen Seite der Geruchszellen entspringen Axone, die sich zum N. olfactorius (I) vereinen und durch die Lamina cribrosa zum Bulbus olfactorius ins Gehirn ziehen.

**Regeneration** Die Belastung des Epithels durch Erreger und mechanischen Stress macht eine ständige Erneuerung notwendig. Auch die primären Sinneszellen werden ständig aus Basalzellen regeneriert. Damit ist das olfaktorische Epithel zusammen mit dem Gyrus dentatus eine der wenigen Regionen des ZNS, in denen adulte Neurogenese stattfindet.

#### Histologie

Es ist ein 2–3 cm$^2$ großer Bereich auf der Concha nasalis superior, der aus mehrreihigem **Riechepithel** besteht, das einige Besonderheiten aufweist:

- Becherzellen und Flimmerepithelzellen fehlen.
- Es ist mit 60 µm deutlich dicker als das umgebende Flimmerepithel.
- Es setzt sich aus **Riechsinneszellen, Mikrovilluszellen, Basal-** oder **Stammzellen** sowie **Stützzellen** zusammen. Riechsinneszellen sind bipolare Neurone. Apikal, also zur Nasenhöhle hin, bildet jede Zelle einen dendritischen Fortsatz, der in einer kolbigen Auftreibung **(Bulbus dendriticus, Riechbläschen)** auf der Oberfläche der Riechschleimhaut mündet. Vom Bulbus dendriticus gehen bis zu 8 olfaktorische Zilien ab, die parallel zur Oberfläche der Schleimhaut im Schleim liegen und deren Membran die Rezeptormoleküle für die Geruchsstoffe trägt. Ihr Basalkörper sowie einige Mitochondrien liegen im Riechbläschen. Der Zellleib der Sinneszellen ist mittig aufgetrieben, da hier der Kern und alle wesentlichen Organellen liegen, und verjüngt sich nach basal zu einem dünnen Axon, das als marklose Nervenfaser zu **Fila olfactoria** durch die knöcherne **Lamina cribrosa** zum **Bulbus olfactorius** des ZNS zieht. Dabei wird das Axon von **olfaktorischen Gliazellen** flankiert, die Eigenschaften von Astrozyten und Schwann-Zellen übernehmen. Die Sinneszellen regenerieren sich etwa alle 40 Tage und finden dabei jedes Mal aufs Neue, gesteuert durch die olfaktorische Glia, erfolgreich synaptischen Anschluss an Neurone des Bulbus olfactorius.
- In der Lamina propria finden sich die serösen tubuloalveolären **Bowman-Drüsen (Gll. olfactoriae).** Ihr schleimiges Sekret dient als Spülflüssigkeit und als Lösungsmedium für leicht flüchtige Geruchsstoffe. Für letztere Funktion enthält der Schleim **Odorant-Bindungsproteine (OBP).**

## 4.3.3 Funktion

**Rezeptoren** Alle Duftreize werden durch G-Protein-gekoppelte Rezeptoren detektiert (➤ Abb. 4.2). Dabei exprimiert jede Sinneszelle immer nur einen einzigen der insgesamt etwa 400 Rezeptortypen. Diese können mehrere Duftstoffe binden, gleichzeitig kann ein Duftstoff an verschiedene Rezeptoren binden, was dem neuronalen Prinzip von **Divergenz** und **Konvergenz** auf molekularer Ebene entspricht. Weil so jeder Duftstoff ein bestimmtes Aktivierungsmuster bewirkt, können durch **zentrale Musteranalyse** etwa 10.000 verschiedene Gerüche unterschieden werden.
**Duftstoffe** Die Stoffe, die eine Geruchsempfindung auslösen können, bilden keine chemisch einheitliche Gruppe. Die meisten Duftstoffe sind leicht flüchtige, **lipophile Kohlenstoffverbindungen,** die gleichzeitig bis zu einem gewissen Grad hydrophil sein müssen, um sich im Mukus zu lösen.

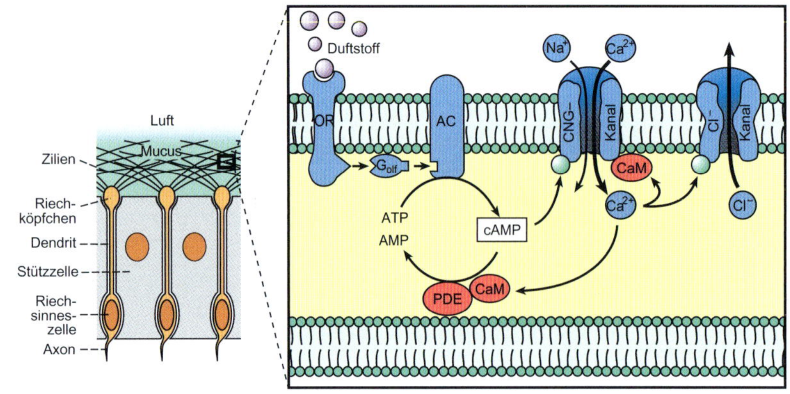


**Abb. 4.2** Olfaktorische Signaltransduktion. Neben dem klassischen, durch cAMP vermittelten Signalweg existiert außerdem ein $Ca^{2+}$-abhängiger, der das Signal verstärkt: Aktivierung von $Cl^-$-Kanälen durch $Ca^{2+}$ führt zu einem Ausstrom von $Cl^-$, was die Depolarisation erhöht. Durch Bildung eines Komplexes mit Calmodulin und Aktivierung der PDE wird das Signal abgeschaltet. [L106]

**Chemoelektrische Transduktion** Sobald ein Molekül an seinen Rezeptor bindet, wird eine intrazelluläre Signalkaskade nach folgendem Schema ausgelöst:

$G_{olf}$ → AC → cAMP → Öffnen cAMP-gesteuerter Ionenkanäle (CNG) → Einstrom von $Na^+$ und $Ca^{2+}$ → Rezeptorpotenzial → Depolarisation der Zelle → Bildung eines AP.

Dabei muss nicht jedes Rezeptorpotenzial groß genug sein und ein AP auslösen. In den meisten Fällen entsteht ein solches erst durch Mechanismen räumlicher und zeitlicher Summation. Einströmendes $Ca^{2+}$ wirkt hemmend auf die CNG-Kanäle und trägt dadurch zur Adaptation bei.

## 4.3.4 Riechbahn

Die Riechbahn beginnt an den **Riechzellen,** die im Dach der Nasenhöhle liegen. Sie bilden das 1. Neuron der Riechbahn und sind somit **primäre Sinneszellen,** d. h., ihre Dendriten tragen die für die Erkennung von Gerüchen notwendigen Chemorezeptoren und ihre Axone bilden die Aktionspotenziale. Sie können also das chemische Signal in ein elektrisches umwandeln. Die Axone der bis zu 30 Mio. Riechzellen vereinigen sich zu ca. 20 Riechfäden **(Fila olfactoria),** die man in ihrer Gesamtheit als **N. olfactorius (I)** bezeichnet. Die Fila olfactoria ziehen durch die Lamina cribrosa des Os ethmoidale ins Schädelinnere zum Riechkolben **(Bulbus olfactorius).** Hier liegt das 2. Neuron der Riechbahn in Gestalt der **Mitralzellen.** Ihre Axone bilden den Riechstrang **(Tractus olfactorius).** Im Folgenden unterscheidet man 2 verschiedene Wege, welche die olfaktorischen Informationen nehmen:

- Zum einen spaltet sich die **Stria olfactoria medialis** vom Tractus olfactorius ab. Sie zieht über die Substantia perforata anterior, die ihren Namen den zahlreichen Gefäßeintritten der Aa. centrales anterolaterales aus der A. cerebri media verdankt, zur **Area septalis.** Von dort aus werden die Impulse zu den **Ncll. habenulares** des Epithalamus weitergeleitet. Diese Verbindung ist wichtig für die durch wohlriechende Gerüche hervorgerufene Speichelproduktion und den durch üble Gerüche vermittelten Brechreiz.
- Zum anderen geht der Tractus olfactorius in die **Stria olfactoria lateralis** über. Sie ziehen zur Area prepiriformis und von dort aus – unter Umgehung des Thalamus – weiter in das **primäre Riechzentrum im Cortex periamygdaloideus** des Temporallappens. Der Cortex periamygdaloideus projiziert über den Mandelkern (Amygdala) und die Area entorhinalis des Gyrus parahippocampalis in das **sekundäre Riechzentrum im Hippocampus.** Diese Verbindung ist die morphologische Grundlage für die Verknüpfung von Gerüchen und Emotionen. Ein kleiner Teil der Fasern der Stria olfactoria lateralis läuft allerdings doch über den Thalamus und projiziert in den **frontalen** und **orbitofrontalen Cortex.** Hier erfolgt die bewusste Wahrnehmung und Diskrimination von Gerüchen.

## 4.3.5 Zentrale Verschaltung

Die dünnen, marklosen Fila olfactoria, die Axone der Riechzellen (1. Neuron), ziehen als N. olfactorius (I) durch die Lamina cribrosa zum Bulbus olfactorius und werden dort auf die Mitralzellen (2. Neuron) umgeschaltet. Diese projizieren zum kontralateralen Bulbus und in weitere Hirnareale:

- Über den entorhinalen Cortex zum **Hippocampus** → Erinnerung
- Über die **Amygdala** zum **Hypothalamus** → emotionale und vegetative Komponente
- Über das Tuberculum olfactorium und den **Thalamus** zum orbitofrontalen **Cortex** → bewusste Wahrnehmung

Dabei fällt auf, dass die olfaktorischen Bahnen zum Teil ohne Zwischenschaltung des Thalamus und unter enger Einbeziehung des **limbischen Systems** in höhere Hirnareale ziehen. Das könnte erklären, warum Geruchserinnerungen oft emotional geprägt sind.

**KLINIK**

**Hyposmie** Eine generelle Minderung der Geruchswahrnehmung. Ist bei Erkältung oder chronischer Schädigung des Riechepithels zu beobachten.
**Anosmie** Ein völliger Verlust der Geruchsempfindung. Ist nach traumatischem Abriss (z. B. Schädel-Hirn-Trauma) der Fila olfactoria häufig. Partielle Anosmien sind weitverbreitet; so nehmen fast die Hälfte aller Menschen kein **Androstenon** war, die Hauptgeruchskomponente von Urin.

### 4.3.6 Trigeminaler chemischer Sinn

Die freien Endigungen des N. trigeminus in der Nasenschleimhaut reagieren v. a. auf stechende Gerüche wie Chlor ($Cl_2$) oder Ammoniak ($NH_3$). Auch andere Substanzen wie Menthol oder **Capsaicin** (Schärfewahrnehmung) wirken direkt auf freie Nervenendigungen.

**CHECK-UP**

- Wodurch unterscheidet sich das olfaktorische von anderen Epithelen?
- Welche Rezeptoren sind für die Geruchswahrnehmung zuständig?
- Welche Gemeinsamkeiten besitzen Geruchsstoffe?
- Wie verläuft der intrazelluläre Signalweg bei der Wahrnehmung von Gerüchen?
- In welchen Hirngebieten werden olfaktorische Wahrnehmungen verarbeitet?

**Jetzt bist du dran!**

**Überblick gewinnen**

Notiere dir ca. 5 Stichwörter aus diesem Unterkapitel.

## Jetzt bist du dran!

### Zeichenaufgabe

Zeichne den Weg eines Geschmacks von der Zunge bis zum Cortex. Zeichne auch eine Geschmacksknospe. Wie werden die verschiedenen Geschmacksstoffe detektiert?
Wie verlaufen die Geschmacksbahnen?
Was sind die generellen Mechanismen der chemischen Sinne?

### Anregungen zur weiteren Wiederholung

Zeichne das olfaktorische Epithel. Was sind die wichtigen Zelltypen? Wie werden Gerüche detektiert und in Signale umgewandelt?
Zeichne den Weg der Riechbahnen.

### Überblick gewinnen

Nutze deine gesammelten Stichwörter für eine Mindmap oder eine gegliederte Stichwortliste.

# Register

# Gemeinsam stark:
# Profs + Studierende = Wissen hoch2

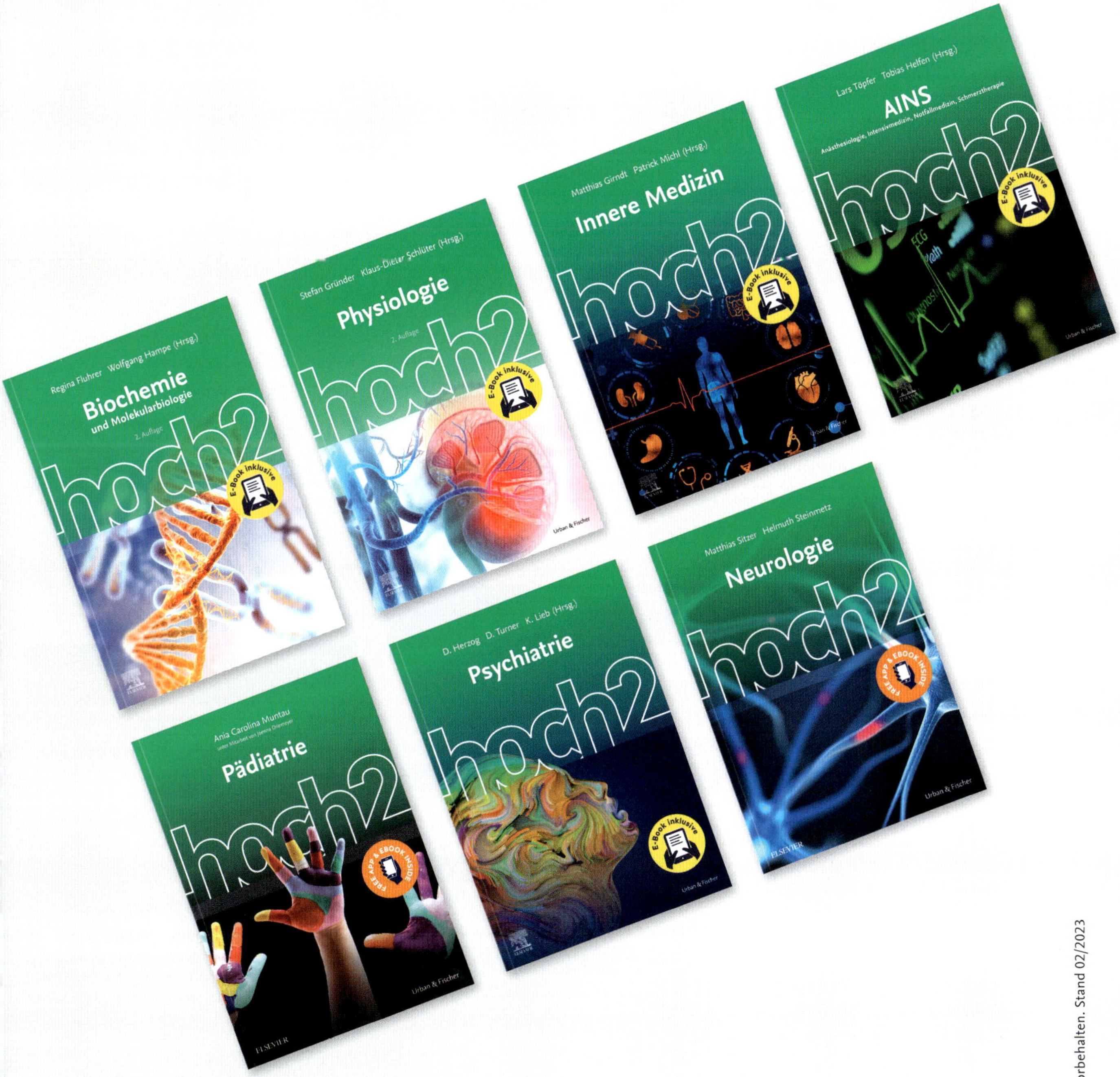


20230201d2 Irrtümer vorbehalten. Stand 02/2023

Melden Sie sich für unseren Newsletter an unter www.elsevier.de/newsletter

ELSEVIER

Diese und viele weitere Titel sowie die aktuellen Preise finden Sie in Ihrer Buchhandlung vor Ort und unter **shop.elsevier.de**

# Übersicht nach Fächern

Du vermisst die Fächer? Bitte sehr, hier siehst du die Kapitel der Vorklinik-Finale-Reihe nach Fächern sortiert!
Viele Kapitel kombinieren Inhalte mehrerer Fächer und werden deshalb mehrfach genannt.
Die Übersicht nach Heften/Organen findest du am Anfang dieses Heftes.